CME TEXTBOOKS NATIONAL PROJECT 国家级继续医学教育项目教材

特殊类型高血压诊治精略

主　编　陈琦玲

中华医学电子音像出版社
CHINESE MEDICAL MULTIMEDIA PRESS
北　京

图书在版编目（CIP）数据

特殊类型高血压诊治精略/陈琦玲主编.—北京：中华医学电子音像出版社，2021.12

ISBN 978-7-83005-350-5

Ⅰ.①特… Ⅱ.①陈… Ⅲ.①高血压—诊疗 Ⅳ.①R544.1

中国版本图书馆CIP数据核字（2021）第237929号

特殊类型高血压诊治精略

TESHU LEIXING GAOXUEYA ZHENZHI JINGLVE

主　　编：陈琦玲
策划编辑：冯晓冬
责任编辑：宫宇婷
校　　对：莫　萍
责任印刷：李振坤
出版发行：中华医学电子音像出版社
通信地址：北京市西城区东河沿街69号中华医学会610室
邮　　编：100052
E-Mail：cma-cmc@cma.org.cn
购书热线：010-51322677
经　　销：新华书店
印　　刷：北京云浩印刷有限责任公司
开　　本：850mm×1168mm　1/32
印　　张：4.75
字　　数：128千字
版　　次：2021年12月第1版　2021年12月第1次印刷
定　　价：32.00元

编委会

内容提要

本书由北京大学人民医院陈琦玲教授组织多位临床经验丰富的心血管疾病专家编写，旨在对特殊类型高血压诊治中的棘手问题进行深入浅出的分析并提出精准治疗方案。内容包括老年高血压，儿童、青少年高血压，女性高血压，围术期高血压，高血压合并心律失常，高血压合并冠心病、心肌病、心力衰竭等。本书编者从不同角度，跨学科、跨专业、全方位、多层次描述了特殊类型高血压的诊断、鉴别诊断及治疗，内容新颖、翔实，适合心血管内科医师及相关医务工作者阅读参考。

前　言

人民强、民族强，振兴中华从维护人民健康做起。

血管是生命的“长河”，是给机体提供营养物质并排除废弃物的关键通道，是联系并保证机体各个脏器正常运转的关键枢纽，是保持动脉压正常和血管畅通的基础，是维护心脏和靶器官正常工作的重要保证。高血压是危害人类健康的“杀手”之一，而中国目前有2.45亿高血压患者。高血压的发病率高、致残率高、治疗率低、控制率低，且特殊类型高血压又是高血压诊治中非常棘手的类型，广大医务工作者在遇到特殊类型高血压时常在诊治方面存在一定困难，故北京大学人民医院、中国人体健康科技促进会血压防控与研究专业委员会及北京高血压防治协会等专业机构连续8年举办了“全国特殊类型高血压规范化诊治研讨会”，受到了广大医务工作者的高度赞扬和强烈支持，并希望大会主办方编写特殊类型高血压诊治方面的著作以飨同道。为了进一步让广大医务工作者在繁忙的工作中通过简单明了的手边书更加精准诊治高血压，我们在2017年编写了《特殊类型高血压的诊断与治疗》一书，并在《特殊类型高血压临床诊治要点专家建议》(2020)的基础上，以更加简明扼要的文字和更加具体、细化的临床诊治思路编写本书。

本书内容包括老年高血压，儿童、青少年高血压，女性高血压，围术期高血压，高血压合并心律失常，高血压合并冠心病、心肌病、心力衰竭，泌尿系统疾病与高血压，脑部疾病与高血压，睡眠呼吸暂停综合征与高血压，心理障碍与高血压，内分泌疾病与高血压，大血管疾病与高血压，免疫系统疾病与高血压，肿瘤与高血压，卧位高血压与直立性低血压的诊治决策，药物性高血压，以及无创中心动脉压及左、右心功能测定在高血压精准治疗中的地位。编者从不同角度，跨学科、跨专业、全方位、多层次描述了特殊类型高血压的诊断、鉴别诊断及治疗，把新技术、新方法、新理念等融入书中，并对特殊类型高血压诊治中的棘手问题进行深入浅出的分析并提出精准治疗方案。

中国地域辽阔，广大基层医务工作者对高血压特别是特殊类型高血压的防控认识不足，且知晓率、治疗率、达标率均有待提高。希望本书的出版能帮助临床医务工作者尤其是心血管内科医师在特殊类型高血压的精准诊治方面有所提高，并推动心血管疾病的防治，提升我国人民的健康水平。

感谢参与编写本书并给予学术指导的专家们的大力支持。由于特殊类型高血压诊治方面需要探索的问题多而复杂，且书中内容尚有不完善、疏忽之处，故希望广大读者阅读后不吝赐教。

陈琦玲

2021年12月

出版说明

医疗卫生事业发展是提高人民健康水平的必然要求，医药卫生人才队伍建设是推进医药卫生事业改革发展、维护人民健康的重要保障。继续医学教育作为医学终身教育体系的重要组成部分，是实施人才强卫战略和卫生人力资源开发的主要途径和重要手段。

《国家级继续医学教育项目教材》系列于2006年经全国继续医学教育委员会批准，由中华医学会组织编写，具有以下特点：一是权威性，由全国众多在本学科领域内有较深造诣和较大影响力的专家撰写；二是时效性，反映了经过实践验证的最新学术成果和研究进展；三是实用性、指导性和可操作性，能够直接应用于临床；四是全面性和系统性，以综述为主，代表了相关学科的学术共识。

纵观《国家级继续医学教育项目教材》系列，自2006年出版以来，每一分册都是众多知名专家智慧的结晶，其科学、实用的内容得到了广大医务工作者的欢迎和肯定，被全国继续医学教育委员会和中华医学会共同列为国家继续医学教育推荐教材，同时连续被列入“十一五”“十二五”“十三五”国家重点出版物出版规划。

本套教材的编辑与出版得到了全国继续医学教育委员会、国家卫生健康委员会科教司、中华医学会及其各专科分会与众多专家的支持和关爱，在此一并表示感谢！

限于编写时间紧迫、经验不足，本套教材会有很多不足之处，真诚希望广大读者谅解并提出宝贵意见，我们将在再版时加以改正。

《国家级继续医学教育项目教材》编委会

目 录

第1章 特殊类型高血压概述

一、高血压的历史

世界上最早有关动脉压力升高的文献是成书于2000多年前的《黄帝内经》，其记载“按尺寸，观浮沉滑涩，而知病所生；以治无过，以诊则不失矣”“审其阴阳，以别柔刚”“心者，生之本，神之变也。其华在面，其充在血脉，为阳中之太阳，通于夏气”“故多食咸，则脉凝泣而变色”等。

1733年，英国皇家学会的斯蒂芬·黑尔斯首次测量了马的血压，他将尾端接有小金属管的长9英尺（1英寸=2.54 cm）、直径1/6英寸的玻璃管插入马的颈动脉，血液进入玻璃管内，柱高维持在270 cm。他同时还发现，血柱的高度会随马的心脏跳动而上下波动，心脏收缩时高一些（收缩压），心脏舒张时低一点（舒张压）。

1896年，意大利医师里瓦罗基首次制成真正意义上的袖带血压计，但其只能测量动脉收缩压。之后，俄罗斯外科医师尼古拉柯洛特对袖带血压计进行改进，加上了听诊器。这一改进使得血压测量飞跃到全新水平。目前，其仍是血压测量的基本方法。

1945年，美国总统罗斯福因高血压引发脑出血而突然死亡，打破了医学界一直将高血压视为身体正常代偿机制的观点，使得美国新任总统杜鲁门签署《美国国家心脏法案》，成立美国国家心脏研究所，并从国库中拨出巨款进行心脑血管疾病研究。1957年，Framingham心脏研究出台，其首次将高血压界值定为≥160/95 mmHg；揭开了心血管疾病预防与治疗的新时代、新篇章；打破了Charles Friedberg在1949年撰写的《心脏病学》中认为不超过210/100 mmHg为良性血压的定义；证明高血压、高血脂、高胆固醇是引发心脏病的危险因素，且高血压是脑卒中的重要诱发原因。

1999年，世界卫生组织（World Health Organization，WHO）和国际高血压学会（International Society of Hypertension，ISH）修订了高血压的标准，即高血压为≥140/90 mmHg，且该标准一直沿用至今。2017年，美国将高血压定为≥130/80 mmHg，但其他国家仍将其定为≥140/90 mmHg。

二、特殊类型高血压的概念

2018年，欧洲心脏病学会（European Society of Cardiology，ESC）联合欧洲高血压学会（European Society of Hypertension，ESH）发布《2018 ESC/ESH高血压指南》，其较2013年版新增了特殊情况下高血压的诊断和治疗，将难治性高血压和继发性高血压归在特殊情况下高血压一章中，并较前更细化介绍，使广大医务工作者在常规治疗高血压时对特殊情况下高血压的治疗有了更深入的了解和处理能力。

《中国心血管杂志》刊登的《中国高血压防治指南（2018年修订版）》也细化了特殊人群的高血压，但其把难治性高血压和继发性高血压列为独立章节。

笔者编写的《特殊类型高血压的诊断与治疗》一书提出了特殊类型高血压这一概念，其以高血压临床诊治的实际需求为基础，以另一种全新的视角去审视和探索高血压。该书把高血压分成一般类型和特殊类型2种，这与传统的原发性高血压和继发性高血压的分类并不矛盾，两者既有平行，又有交叉，可对具有不同临床特征的高血压患者进行更细化的分类，进而在临床上能给予更加个体化的诊断和更加特异而有效的治疗。

笔者编写本书时做了一些新的归类，如：①脑部疾病与高血压［包括脑血管疾病（脑出血、脑梗死、脑栓塞）、颅内感染、颅内占位及颅内血管畸形］。②泌尿系统疾病与高血压（包括肾血管疾病、肾实质性疾病、肾上腺疾病）。

第2章
老年高血压

一、流行病学特点

目前，国际将老年人定义为年龄≥65岁的人，而我国将老年人定义为年龄≥60岁的人。2012年，我国≥60岁人群的高血压患病率为58.9%，高血压的知晓率、治疗率及控制率分别为53.7%、48.8%及16.1%。

二、病理生理机制

老年患者动脉硬化加重、血管弹性降低，故收缩压升高、舒张压降低；压力感受器的敏感性下降，血压调节功能受损，出现血压变异性增大；左心室收缩末压升高、心脏负荷增加、心房扩大，易发生心功能不全和心律失常。在肾脏方面，与年龄增长相关的肾脏结构改变可导致细胞外容量增加和水钠潴留；同时，长期的高血压影响肾灌注加剧，导致肾功能减退。长期血压偏高可致血管内皮或脑血管发生氧化应激损伤，继发大脑结构和功能损伤，还可导致脑白质变性。

三、临床诊断要点及鉴别要点

（一）临床诊断要点

若患者年龄≥65岁，血压持续或3次以上非同日坐位收缩压≥140 mmHg和（或）舒张压≥90 mmHg，定义为老年高血压。若患者收缩压≥140 mmHg且舒张压＜90 mmHg，则定义为单纯收缩期高血压（isolated systolic hypertension，ISH）。若患者年龄≥80岁，血压持续或3次以上非同日坐位收缩压≥140 mmHg和（或）舒张压≥90 mmHg，则定义为高龄高血压。

老年高血压的临床特点包括：①以收缩压升高为主，脉压增大。②血压波动大，即高血压合并体位性血压变异和餐后低血压者增多，前者包括直立性低血压和卧位高血压。③常见血压昼夜节律异常，表现为非杓型或超杓型，甚至为反杓型，清晨高血压也增多。④“白大衣高血压”和假性高血压增多。⑤多种疾病并存，如高血压常与冠心病、心力衰竭、脑血管疾病、肾功能不全及糖尿病等并存，治疗难度增加。⑥继发性高血压不少见。

（二）鉴别要点

对于血压难以控制的高龄患者，医师应考虑与肾血管性高血压、肾性高血压、原发性醛固酮增多症及睡眠呼吸暂停综合征等继发性高血压相鉴别。

四、常规治疗及治疗的特殊点

（一）治疗原则

老年高血压的主要治疗目标是保护靶器官，最大限度地降低心脑血管事件风险和死亡风险。对于65～79岁的老年患者，首先应将血压降至＜150/90 mmHg（《2018欧洲心脏病学会（ESC）/欧洲高血压学会（ESH）高血压指南》的标准是140/90 mmHg）；如果患者能耐受，治疗的目标血压应＜140/90 mmHg（《2018 ESC/ESH高血压指南》的标准是收缩压130～139 mmHg，舒张压＜80 mmHg）。医师应将年龄≥80岁患者的血压降至＜150/90 mmHg，若其收缩压＜130 mmHg且耐受性良好，可继续治疗而不必回调血压。《2020国际高血压学会（ISH）全球高血压实践指南》推荐年龄≥65岁的患者的目标血压＜140/90 mmHg，但实际应根据患者的具体情况设定个体化的血压目标值。

（二）非药物治疗和药物治疗

1.非药物治疗 限制盐的摄入，摄盐量应＜6 g/d，但同时应警惕过度限盐导致低钠血症；合理膳食，食用多种新鲜蔬菜、水果、鱼、豆类制品、粗粮、脱脂奶及富含钙、钾、膳食纤维的食物；戒烟，避免吸入二手烟；限制饮酒；控制体重，建议将体重指数控制在25 kg/m^2以内，同时要警惕过度控制体重而引发营养不良及肌少症；规律进行有氧运动，根据老年人的年龄、身体状况选择适合且容易坚持的运动方式，如快步走或抗阻运动、床上活动四肢等；保持心理健康，避免情绪波动和应激，及时识别和治疗焦虑、抑郁等老年人常患的精神障碍。

2.药物治疗 推荐将利尿药、钙通道阻滞剂（calcium channel blocker，CCB）、血管紧张素转化酶抑制剂（angiotensin converting enzyme inhibitor，ACEI）或血管紧张素Ⅱ受体阻滞剂（angiotensin receptor blocker，ARB）用于老年高血压患者，可作为初始治疗或联合降压治疗，从小剂量开始，逐渐增加至最优剂量。临床常用的各种降压药物见表2-1。

（1）利尿药：推荐用于老年高血压患者的初始治疗或联合降压治疗，尤其适用于合并心力衰竭、水肿的老年患者。常用的有小剂量噻嗪型利尿药（如氢氯噻嗪）或噻嗪样利尿药（如吲达帕胺）。估算肾小球滤过率（estimated glomerular filtration rate，eGFR）＜30 ml/（min·1.73m^2）时应使用袢利尿药，如呋塞米或托拉塞米等。保钾利尿药可用于继发性高血压或顽固性高血压。利尿药的不良反应呈剂量依赖性，大剂量使用利尿药可影响糖脂代谢、诱发电解质紊乱。

（2）钙通道阻滞剂：长效二氢吡啶类钙通道阻滞剂适用于老年单纯收缩期高血压患者，其主要的不良反应包括水肿、头痛、面色潮红、牙龈增生及便秘等。

（3）血管紧张素转化酶抑制剂/血管紧张素Ⅱ受体阻滞剂：推荐用于合并冠心病、心力衰竭、糖尿病、慢性肾脏病或蛋白尿的老年高血压患者。血管紧张素转化酶抑制剂最常见的不良反应为干咳，不能耐受者可改用血管紧张素Ⅱ受体阻滞剂。

（4）β受体阻滞剂：可用于合并冠心病、慢性心力衰竭、快速性心律失常、交感活性增加的老年患者，从小剂量起始，并根据血压、心率调整剂量。

（5）α受体阻滞剂：不作为首选药物，可用于合并前列腺增生的老年患者或难治性高血压患者，警惕直立性低血压的发生。

（6）联合治疗：不同机制降压药物的联合治疗可提高患者服药的依从性。

表2-1　临床常用的各种降压药物

分类	药物名称	剂量（mg/d）	每天服药次数	注意事项
噻嗪类利尿药	氢氯噻嗪[1]	6.25～25.00	1	监测电解质、肾功能；痛风患者禁用
	吲达帕胺[2]	0.625～2.500	1	
袢利尿药	呋塞米	20～80	1～2	合并症状性心力衰竭时优选
	托拉塞米	5～10	1	慢性肾脏病3～4期患者优选
保钾利尿药	阿米洛利	5～10	1～2	可用于难治性高血压，能升高血钾水平
醛固酮受体拮抗剂	螺内酯	20～60	1～3	可用于难治性高血压，能升高血钾水平
二氢吡啶类钙通道阻滞剂	氨氯地平	2.5～10.0	1	可引发剂量相关的踝部水肿、颜面潮红、便秘等
	左旋氨氯地平	1.25～10.00	1	

续表

分类	药物名称	剂量（mg/d）	每天服药次数	注意事项
二氢吡啶类钙通道阻滞剂	硝苯地平缓释片	10～80	2	
	硝苯地平控释片	30～60	1	
	非洛地平	2.5～10.0	1	
	西尼地平	5～10	1	
	拉西地平	4～8	1	
	乐卡地平	10～20	1	
	贝尼地平	4～8	1	
非二氢吡啶类钙通道阻滞剂	地尔硫䓬缓释片	90～360	1～2	避免与β受体阻滞剂常规合用，会增加心动过缓、传导阻滞风险
	维拉帕米缓释片	120～240	1～2	
血管紧张素转化酶抑制剂	贝那普利	5～40	1～2	合并慢性肾脏病者或使用补钾或其他保钾药物者高钾血症的发生风险增加；双侧肾动脉狭窄患者、高钾血症患者、妊娠女性禁用；血肌酐水平＞265.2 μmol/L时慎用
	卡托普利	25～300	2～3	
	依那普利	2.5～40.0	1～2	
	福辛普利	10～40	1	
	赖诺普利	2.5～40.0	1	
	咪达普利	2.5～10.0	1	
	培哚普利	4～8	1	
	雷米普利	1.25～20.00	1	

续表

分类	药物名称	剂量（mg/d）	每天服药次数	注意事项
血管紧张素Ⅱ受体阻滞剂	氯沙坦	25～100	1	适应证与禁忌证同血管紧张素转化酶抑制剂；因干咳而不能耐受血管紧张素转化酶抑制剂者可换用血管紧张素Ⅱ受体阻滞剂
	缬沙坦	80～160	1	
	厄贝沙坦	150～300	1	
	坎地沙坦	4～32	1	
	替米沙坦	20～80	1	
	奥美沙坦	20～40	1	
β受体阻滞剂	阿替洛尔	12.5～50.0	1	避免突然停药；有气道痉挛疾病者慎用，若必须应用，可选择高选择性β_1受体阻滞剂
	比索洛尔	2.5～10.0	1	
	酒石酸美托洛尔	25～100	2	
	琥珀酸美托洛尔	23.75～190.00	1	
α、β受体阻滞剂复方药物	卡维地洛	12.5～50.0	1	暂无
	阿罗洛尔	10～20	1～2	
α受体阻滞剂	多沙唑嗪	1～16	1	可引起直立性低血压，老年人更易发生
	哌唑嗪	1～10	2～3	
	特拉唑嗪	1～20	2～3	

注：[1].噻嗪型利尿药；[2].噻嗪样利尿药

（三）特殊情况下的治疗

降压治疗应以避免脑缺血症状为原则，避免过度降压，宜适当放宽目标血压值。在综合评估合并其他疾病患者和衰弱患者后，医师应确定个体化的降压方案和治疗目标值。对于神经源性直立性低血压伴卧位高血压的患者，医师在治疗过程中应密切监测血压，避免直立性血压过低而导致跌倒。

根据老年高血压患者的危险因素、亚临床靶器官损害情况及合并临床疾病情况，可优先选择某类降压药物（表2-2）。

表2-2 特殊情况下首选的降压药物

特殊情况	药　物
无症状靶器官损害	
左心室肥厚	血管紧张素转化酶抑制剂、钙通道阻滞剂、血管紧张素Ⅱ受体阻滞剂
无症状动脉粥样硬化	血管紧张素转化酶抑制剂、钙通道阻滞剂、血管紧张素Ⅱ受体阻滞剂
微量蛋白尿	血管紧张素转化酶抑制剂、血管紧张素Ⅱ受体阻滞剂
轻度肾功能不全	血管紧张素转化酶抑制剂、血管紧张素Ⅱ受体阻滞剂
临床心血管事件	
既往心肌梗死	β受体阻滞剂、血管紧张素转化酶抑制剂、血管紧张素Ⅱ受体阻滞剂
心绞痛	β受体阻滞剂、钙通道阻滞剂
心力衰竭	利尿药、β受体阻滞剂、血管紧张素转化酶抑制剂、血管紧张素Ⅱ受体阻滞剂、醛固酮拮抗剂
心房颤动——预防	β受体阻滞剂、血管紧张素转化酶抑制剂、血管紧张素Ⅱ受体阻滞剂、醛固酮拮抗剂
心房颤动——心室率控制	β受体阻滞剂、非二氢吡啶类钙通道阻滞剂
外周动脉疾病	钙通道阻滞剂、血管紧张素转化酶抑制剂、血管紧张素Ⅱ受体阻滞剂
单纯收缩期高血压	利尿药、钙通道阻滞剂
代谢综合征	钙通道阻滞剂、血管紧张素转化酶抑制剂、血管紧张素Ⅱ受体阻滞剂
糖尿病	血管紧张素转化酶抑制剂、血管紧张素Ⅱ受体阻滞剂

（四）老年高血压合并异常血压波动

1.老年高血压合并体位性血压波动

（1）直立性低血压：患者由卧位转化为直立位（或头高位倾斜＞60°）后3分钟内收缩压下降≥20 mmHg和（或）舒张压≥10 mmHg，可伴有头晕、乏力、晕厥及跌倒等脑灌注不足表现。该类患者应平稳缓慢降压、减少直立性低血压的发生、预防跌倒，在起身站立时动作缓慢，尽量减少卧床时间，可选择血管紧张素转化酶抑制剂或血管紧张素Ⅱ受体阻滞剂等药物，从小剂量起始，缓慢增加剂量。避免使用利尿药、α受体阻滞剂等可能加重直立性低血压的药物。

（2）直立性低血压伴卧位高血压：是指在老年直立性低血压患者中，卧位时收缩压≥140 mmHg和（或）舒张压≥90 mmHg，其是一类特殊的血压波动。该类患者应强调个体化的治疗方案，在夜间休息时尽量抬高床头10°～15°，避免在日间仰卧，睡前1小时内避免饮水。患者应根据卧位时的血压水平进行降压治疗，推荐在睡前应用小剂量、短效降压药，避免使用中长效降压药或利尿药。

2.餐后低血压　是指餐后2小时内收缩压较餐前下降≥20 mmHg；或餐前收缩压≥100 mmHg，而餐后＜90 mmHg；或餐后血压下降未达到上述标准，但出现餐后脑灌注不足症状。对于该类患者，可给予餐前饮水、少食多餐、减少碳水化合物摄入等方法避免餐后血压下降，合理降压以避免餐前血压过高也可避免餐后血压过度下降，α葡萄糖苷酶抑制剂、咖啡因、瓜尔胶等可能会减少餐后血压下降，但疗效缺乏有效验证，目前尚未在临床中推广。

五、最新进展

目前，对于老年患者，年龄不再是降压治疗的限制因素，医师应主要考虑其生物学年龄而非实际年龄，若老年患者能耐受，治疗就不应保守，仍推荐血压值达标。在制订降压治疗方案时，除了考虑血压水平外，医师还应对患者进行认知功能和衰弱程度的评估。目前，对于衰弱程度的筛查，相关指南推荐采用FRAIL（F,fatigue，疲乏；R,resistance，阻力增加/耐力减退；A,aerobic，自由活动下降；I,illness，疾病情况；L,lost，体重下降）量表或步速测定；若有条件，可进一步采用经典的Fried衰弱评估量表进行评估。老年人血压过高或过低均能增加认知障碍的发生风险，对于老年高血压患者，推荐早期筛查认知功能。

第3章 儿童、青少年高血压

一、流行病学特点

儿童、青少年高血压与肥胖、缺乏运动、不健康的饮食习惯、代谢综合征、吸烟、阻塞型睡眠呼吸暂停综合征、慢性肾功能不全、早产、低出生体重等多种因素及慢性疾病密切相关。美国国家健康与营养调查的数据显示，男童患高血压的概率为15%～19%，女童为7%～12%；西班牙裔及非洲裔儿童患高血压的概率高于白种儿童；儿童、青少年患高血压的概率高于幼儿。

在我国，超重和肥胖在儿童、青少年中越来越常见，儿童患高血压的概率也逐渐升高。《2010年全国学生体质与健康调研结果》的数据显示，我国中小学生的高血压患病率为14.5%，且男生高于女生（16.1% *vs.* 12.9%）。

二、儿童、青少年高血压的定义

2017年，美国儿科学会（American Academy of Pediatrics，AAP）发布的《儿童青少年高血压筛查和管理的临床实践指南》将儿童、青少年的年龄范围界定为1～18岁，而高血压的定义仍基于健康儿童、青少年血压的参考范围。1级和2级高血压的分级标准见表3-1。对于年龄≥13岁的青少年，高血压的分级标准与2017年美国心脏协会（American Heart Association，AHA）、美国心脏病学会（American College of Cardiology，ACC）联合其他9个临床医学专业学会发布的《成人高血压预防、检测、评估和处理指南》一致。

表3-1 儿童、青少年的血压分类和分级

分级	1～13岁	≥13岁
正常血压	＜第90百分位	＜120/＜80 mmHg
血压升高	第90～95百分位或120/80 mmHg至第95百分位（取较低者）	（120～129）/＜80 mmHg
1级高血压	≥第95百分位至第95百分位+12 mmHg或（130～139）/（80～89）mmHg（取较低者）	（130～139）/（80～89）mmHg
2级高血压	≥第95百分位+12 mmHg或≥140/90 mmHg（取较低者）	≥140/90 mmHg

儿童、青少年的年龄不同，血压亦不同。表3-2将需要进一步评估血压的儿童、青少年列于此，基于不同年龄、性别、身高第5百分位儿童、青少年的第90百分位血压，使表中数据的阴性预测值＞99%。对于年龄≥13岁的青少年（无论性别），均使用120/80 mmHg。表3-2仅用于识别需要重复测量血压以进一步评估其血压情况的儿童、青少年，不能单独用于诊断高血压。

表3-2 需要进一步评估血压的儿童、青少年（简表）

年龄（岁）	男性		女性	
	收缩压（mmHg）	舒张压（mmHg）	收缩压（mmHg）	舒张压（mmHg）
1	98	52	98	54
2	100	55	101	58
3	101	58	102	60
4	102	60	103	62
5	103	63	104	64
6	105	66	105	67

续表

年龄（岁）	男性		女性	
	收缩压（mmHg）	舒张压（mmHg）	收缩压（mmHg）	舒张压（mmHg）
7	106	68	106	68
8	107	69	107	69
9	107	70	108	71
10	108	72	109	72
11	110	74	111	74
12	113	75	114	75
≥13	120	80	120	80

《心脑血管病防治》杂志刊登的《中国高血压防治指南2018年修订版》也使用百分位法“表格标准”诊断儿童、青少年高血压，并在《2010年中国儿童青少年血压参照标准》的基础上增加了身高对血压的影响，制定出中国3～17岁儿童、青少年不同年龄、性别和身高的血压参照标准，即收缩压和（或）舒张压≥第95百分位诊断为高血压，第90～95百分位或≥120/80 mmHg为“正常高值血压”。然后进行高血压的程度分级，1级高血压为第95～99百分位+5 mmHg，2级高血压为≥第99百分位+5 mmHg。

为方便临床医师快速诊断，建议首先采用简化公式标准进行初步判断，其判定结果与百分位法“表格标准”诊断儿童、青少年高血压的一致率接近95%。简化公式标准为：男童收缩压=100+2×年龄（岁），舒张压=65+年龄（岁）；女童收缩压=100+1.5×年龄（岁），舒张压=65+年龄（岁）。根据简化公式标准筛查出的可疑高血压患儿需要进一步采用“表格标准”确诊。

三、儿童、青少年的血压测量

（一）血压计的选择

临床常用的血压测量方法有听诊法和示波法。儿童、青少年的标准血压数据均是基于听诊法测量得出的结果，示波法血压计可用于儿童、青少年的血压筛查。

（二）袖带的要求

准确的血压测量需要使用合适尺寸的袖带，儿科诊室应配备各种尺寸的袖带，包括用于严重肥胖儿童、青少年上臂和大腿的袖带。袖带长度应为上臂周长的80%～100%，宽度至少为其40%。

（三）血压测量的频率

年龄≥3岁的儿童、青少年每年体检时要进行血压监测；有高血压高危因素（如肥胖、肾脏病、糖尿病、主动脉弓梗阻/缩窄或正在服用已知会升高血压的药物）的儿童、青少年应在每次就诊时测量血压；健康的儿童、青少年每年应测量1次血压。对于年龄＜3岁的儿童，如果存在患高血压的风险［如早产、低出生体重、有需要重症监护的其他新生儿并发症、先天性心脏病（已修复或未修复）、反复泌尿系统感染、血尿或蛋白尿、泌尿系统畸形、先天性肾脏疾病家族史、实体器官移植、恶性肿瘤、使用已知可升高血压的药物、伴随高血压的全身性疾病及颅内压升高等］，每次健康体格检查时均应测量血压。

四、儿童、青少年高血压的原发病因和继发病因

既往国内外的研究均显示，儿童、青少年高血压以继发性高

血压为主。但美国转诊中心的一项研究发现，超重儿童、青少年的高血压主要为原发性高血压。

原发性高血压患儿的一般特征包括年龄较大（≥6岁）、父母和（或）祖父母有高血压阳性家族史及超重和（或）肥胖。

继发性高血压的病因主要包括：①肾实质性和肾血管性疾病，是最常见的继发原因；②心血管系统疾病，如主动脉缩窄等；③内分泌系统疾病，如库欣综合征、原发性醛固酮增多症等；④环境因素与药物。

五、儿童、青少年高血压的诊断性评估

儿童、青少年高血压的诊断性评估主要包括4个方面：①评估血压水平的真实性，进行高血压分级；②明确高血压的原发和继发病因；③检测和评估靶器官是否损害及其程度；④评估有无糖尿病等其他合并症。

六、儿童、青少年的血压管理

（一）管理目的

管理目的为控制血压水平、降低靶器官损害、降低患儿成年后患高血压及其相关心血管疾病的风险。

（二）管理目标

最佳治疗水平为血压＜第90百分位或＜130/80 mmHg，两者取较低者。

（三）管理方式

管理方式包括改变生活方式和药物治疗。应鼓励高血压患

儿参加体育锻炼和加强体育活动，但对于左心室肥厚和（或）患2级高血压的运动员，应限制其参加竞技体育和高强度训练。儿童、青少年高血压的首选治疗药物包括血管紧张素转化酶抑制剂、血管紧张素Ⅱ受体阻滞剂、钙通道阻滞剂或噻嗪类利尿药。β受体阻滞剂的不良反应相对较多，且缺乏改善预后的证据，故不推荐作为儿童、青少年高血压的初始治疗药物。

对于合并慢性肾脏病、蛋白尿或糖尿病的儿童、青少年，除非有绝对禁忌证，否则建议首先使用血管紧张素转化酶抑制剂或血管紧张素Ⅱ受体阻滞剂。对于使用2种或更多推荐药物无效的高血压患儿，可以考虑其他降压药（如α受体阻滞剂，β受体阻滞剂，α、β受体阻滞剂复方药物，中枢性作用药物，保钾利尿药，以及直接血管舒张药物）。

七、小结

随着不良生活方式及肥胖等在儿童、青少年中的流行，儿童、青少年高血压的患病率正逐渐增加。2017年，AAP发布的《儿童青少年高血压筛查和管理的临床实践指南》基于正常体重的儿童、青少年制定了新的儿童、青少年血压数据表格，建议儿童、青少年从3岁开始规律测量血压，有高危因素的儿童、青少年每次就诊时均应测量血压，其他健康儿童、青少年每年应测量一次血压；3 岁以下儿童患高血压的风险增加时，每次健康体检均应测量血压。对于明确诊断的高血压患儿，要做到早期、有效、长期管理。

第4章 女性高血压

一、女性血压的影响因素

女性的血压受年龄、月经周期、生育、疾病过程及特殊药物等多种因素影响，比男性高血压更加复杂。女性绝经期前收缩压低于男性，而60岁后则明显高于男性，心血管疾病的发病率也明显增加。

（一）月经周期

初潮年龄越早，女性患高血压的风险越大；肥胖女性一般初潮较早，易患高血压。

月经周期包括滤泡期、排卵期、黄体期，期间雌激素水平是不断波动的。在月经周期的不同阶段，由于应激因素刺激，雌激素能通过减少儿茶酚胺的分泌来影响交感神经系统的兴奋性，降低血压，且能通过降低血管紧张性和血管阻力来防止女性发生心血管疾病，故滤泡期的舒张压较黄体期的舒张压明显升高。

（二）避孕药

口服避孕药可使高血压女性患者病情加重，减弱降压药物的疗效，使其血压不易控制。口服避孕药可使极少数血压正常的女性血压升高，还可使有高血压家族史及过去有妊娠高血压综合征（简称妊高征）者发生高血压。女性停服避孕药后，血压在短期内可降至正常且不再上升。因此认为，服用避孕药是女性高血压患者的独立危险因素，且不依赖年龄、体重及降压药物等因素的影响。

（三）妊娠

妊娠期高血压疾病（hypertensive disorders in pregnancy，HDP）指妊娠20周后孕妇发生高血压、蛋白尿及水肿。其中，高血压指血压≥140/90 mmHg，或血压较妊娠前或妊娠早期升高≥25/15 mmHg。如果孕妇只是血压升高而无蛋白尿出现，称为妊娠高血压，多指妊娠结束后血压可以很快恢复的这部分患者。若孕妇血压低于140/90 mmHg，但较基础血压升高30/15 mmHg，虽然不作为诊断依据，但需要密切随访。重度妊娠高血压定义为收缩压≥160 mmHg和（或）舒张压≥110 mmHg。

从流行病学的研究资料来看，初产妇、孕妇年龄＜18岁或＞40岁、多胎妊娠、有妊娠高血压病史者，在妊娠期发生妊娠高血压综合征的比例会明显增加，其应认真进行产期检查和医学随访。妊娠高血压综合征是导致孕产妇和围产儿死亡的重要原因。

（四）更年期及绝经期

更年期及绝经期女性由于雌激素水平降低，会发生血压方面的特殊变化。因为雌激素对血管紧张素转化酶有抑制作用，其作用减弱就会带来闭经后的血压上升；雌激素降低还会带来不同程度的肾素-血管紧张素系统活性增加，从而导致绝经期高血压；绝经前后的生理变化会使女性对盐的敏感性发生改变，年轻时未使用避孕药的女性对盐不敏感，而绝经后女性对盐的敏感性明显增加，这是由于钠的排泄与女性的性激素水平有关，这个机制可以解释老年女性高血压患者采用利尿药效果较好的原因。

二、女性不同时期高血压的预防或治疗

（一）青春期

青春期女性（7～24岁）主要通过调整生活方式预防高血压。

（二）育龄期

育龄期女性（25～40岁）体重控制不佳是患高血压的主要原因，同时规律月经周期中的雌激素水平变化也是血压波动的原因之一。根据女性经前期综合征的血压特点，建议月经中（月经前1～2天、月经期及月经后1～2天）高血压患者周期性使用小剂量利尿药，也可配合一定的镇静药物进行血压调整。

（三）妊娠期

加强妊娠期的监测和血压管理是预防子痫前期、改善母婴结局的关键。血压和蛋白尿是妊娠期监测的重点。我国的《妊娠期高血压疾病诊治指南（2020）》指出，收缩压≥160 mmHg和（或）舒张压≥110 mmHg的高血压孕妇应进行降压治疗，建议收缩压≥140 mmHg和（或）舒张压≥90 mmHg的高血压孕妇进行降压治疗。

目标血压：孕妇未并发器官功能损伤，目标血压应控制在（130～155）/（80～105）mmHg；孕妇并发器官功能损伤，则目标血压应控制在（130～139）/（80～89）mmHg，且血压不可低于130/80 mmHg。

推荐妊娠高血压患者使用肾上腺素能受体阻滞剂、钙通道阻滞剂及中枢性肾上腺素能神经阻滞剂等药物。常用的口服降压药物有拉贝洛尔片、硝苯地平缓释片，静脉用药包括拉贝洛尔注射液、酚妥拉明注射液。不建议妊娠期女性使用利尿药降压，其可减少血容量，有增加高凝状态的潜在风险。血管紧张素转化酶抑制剂或血管紧张素Ⅱ受体阻滞剂因明确的致畸风险禁用于妊娠期女性。当子痫前期患者出现严重的高血压、蛋白尿、血压升高伴神经症状或体征时，可使用硫酸镁预防抽搐发生。

（四）哺乳期

1级高血压母亲可在密切关注血压的情况下短期哺乳，终止哺乳后开始行抗高血压治疗。

在哺乳期间如果女性需要抗高血压治疗，应禁用血管紧张素转化酶抑制剂、血管紧张素Ⅱ受体阻滞剂，可服用小剂量钙通道阻滞剂及β受体阻滞剂。利尿药可以减少母乳的分泌量，医师应注意。

（五）更年期

更年期高血压主要与女性绝经后体内雌激素水平低下有关，故有效调节机体的雌激素水平、服用β受体阻滞剂和维拉帕米缓释片可以改善交感神经兴奋性对高血压的影响，血管紧张素转化酶抑制剂、血管紧张素Ⅱ受体阻滞剂可以改善雌激素诱发的肾素-血管紧张素-醛固酮系统（renin-angiotensin-aldosterone system，RAAS）激活。血管紧张素转化酶抑制剂、血管紧张素Ⅱ受体阻滞剂联合钙通道阻滞剂有可能作为绝经期后高血压的主流治疗手段。

三、多囊卵巢综合征与高血压

多囊卵巢综合征患者存在高雄激素血症和高胰岛素血症，可直接导致大血管损伤，提高交感神经兴奋性，进而引起高血压。高胰岛素血症可引起糖类、脂肪代谢紊乱，导致肥胖，影响血液的黏稠度，引起高血压。

高血压多发生于晚期多囊卵巢综合征患者中。多囊卵巢综合征肥胖患者的收缩压与消瘦患者及同龄正常人相比明显升高。

多囊卵巢综合征的治疗主要针对提高机体对胰岛素的敏感性和降低高雄激素血症，减轻体重，改善糖类、脂肪代谢紊乱，降低血液黏稠度等。如果饮食和生活方式干预无效，患者可以使用多种不同类型的药物，包括利尿药、钙通道阻滞剂、血管紧张素转化酶抑制剂或β受体阻滞剂等。

第5章

围术期高血压

一、围术期高血压的定义

围术期高血压是指从确定手术治疗到与该手术有关的治疗基本结束期间患者血压升高幅度大于基础血压的30%，或收缩压≥140 mmHg和（或）舒张压≥90 mmHg。围术期高血压会增加手术患者发生急性心肌梗死、急性心力衰竭、急性脑血管疾病、急性肾损伤及手术出血增加等事件的概率，还可增加手术并发症，危及患者生命，应当引起重视。严重的围术期高血压是高血压急症之一。

医师还应注意患者术前一般情况下的血压，以避免“白大衣高血压”。目前，随着动态血压和家庭血压监测的发展，医师能够更全面地评估血压，可以筛查出“白大衣高血压”和隐匿性高血压。

二、围术期血压波动的病理生理机制

围术期患者由于紧张等因素导致交感神经系统激活，麻醉药物的使用等均可影响血压。对于血压正常者，麻醉诱导期间交感神经激活可引起血压增加20～30 mmHg，心率增加15～20次/分。随着麻醉深度的增加，平均动脉压趋于下降，已有高血压的患者更可能出现术中血压不稳定（低血压或高血压）。术后随着患者从麻醉效应中恢复，血压和心率缓慢增加，但患者术后也可由于疼痛、麻醉苏醒时的兴奋及高碳酸血症等出现高血压。有研究显示，高血压常始于手术结束后30分钟内，持续约2小时。

围术期高血压的高危因素和诱发因素包括：①原发性高血压；②继发性高血压；③清醒状态下进行有创操作；④手术操作刺激；⑤麻醉深度不当或镇痛不全；⑥气管插管、导尿管、引流管等不良刺激；⑦药物使用不当；⑧颅内压高；⑨缺氧或二氧化碳蓄积；⑩寒战、恶心、呕吐等不良反应；⑪紧张、焦虑、恐惧、失眠等心理应激因素；⑫容量负荷；⑬可乐定引发的撤药综合征等。

三、高血压患者的术前评估及准备

传统的术前评估大多依据血压水平来进行，但靶器官的损害程度及并存的临床疾病可能对患者的预后评估更重要，此处仅就血压水平进行讨论。目前，尚无延期手术的高血压阈值，原则上轻中度高血压（＜180/110 mmHg）不影响手术进行；而为抢救生命的急诊手术，无论血压多高，都应进行；建议进入手术室后血压仍高于180/110 mmHg的择期手术患者推迟手术；对于限期手术患者，医师应与家属协商后给予手术。

对于疑似继发性高血压的患者，进行择期手术前最好明确高血压的病因。但只要患者的血液、电解质和肾功能正常，且高血压不严重，大多数可进行手术。而一项早期研究显示，嗜铬细胞瘤患者未被诊断而接受手术，死亡率可能高达80%。

对于规律进行降压治疗的患者，口服降压药应继续服用至手术时，术晨以少量水送服，因为突然停用某些药物（如β受体阻滞剂、可乐定）可能会引起血压反弹。但若患者没有心力衰竭或术前无法改善的高血压，通常应在术前24小时停用血管紧张素转化酶抑制剂和血管紧张素Ⅱ受体阻滞剂，因其可能会减弱术中肾素-血管紧张素系统的代偿性激活，导致低血压。术前使用利尿药的患者应注意有无低钾血症和低血容量。也有研究认为，因为禁食，患者术晨需要停服利尿药，但心力衰竭患者应根据心功能的情况而定，减量或仍服用原剂量。钙通道阻滞剂可以使用，但因其可能抑制血小板聚集，故患者术后出血的发生率可能增加。β受体阻滞剂可减少术中发生心肌缺血的概率，对于有基础冠状动脉疾病的患者，突然停用β受体阻滞剂除了会引起血压升高外，还可导致恶化型心绞痛、心肌梗死或猝死。

四、围术期高血压降压药物的选择及静脉药物与口服药物的转换应用原则

围术期血压管理的原则为保证重要脏器的血流灌注、降低心脏后负荷、保护心功能及减少围术期由于血压波动导致的心血管事件。

（一）血压控制的目标

1. 一般认为，血压＜180/110 mmHg不影响手术进行。也有指南建议平均诊室血压应控制在160/100 mmHg以下，之后再考虑择期手术。医师应根据患者的血压水平、靶器官损害程度、手术类型及手术的迫切性等进行综合评估。

2. 术中血压波动幅度不超过基础血压的30%。

3. 应预防围术期低血压，如冠心病患者应尽量避免收缩压＜120 mmHg、舒张压＜70 mmHg；平均动脉压在60～65 mmHg为宜，低于55 mmHg会增加急性肾损伤及不良心血管事件的发生率。

（二）治疗原则

与高血压急症和亚急症的治疗原则相同，具体如下。

1. 术前镇静　择期手术患者可在手术前一天晚上服用镇静催眠药物，如舒乐安定等。

2. 静脉药物　对于高血压急症或不能口服降压药物者，常用的静脉药物包括艾司洛尔、拉贝洛尔、乌拉地尔、尼卡地平、硝

普钠及硝酸甘油等。有时由于手术的紧迫性，高血压亚急症也可以考虑使用静脉药物治疗。

3.尽早过渡到常规口服药物治疗 术后，高血压患者应注意纠正导致血压升高的因素，如疼痛、激越、高碳酸血症、缺氧、血容量过多及膀胱充盈等。对于以前没有高血压但术后出现高血压的患者，一旦其外科情况稳定且目标血压已维持至少24小时，则可停止降压治疗，并观察48～72小时；如果这类患者的血压始终高于正常值，应启动降压治疗。若患者合并特殊临床疾病，如心脏手术围术期、主动脉夹层、妊娠高血压、颅内病变围术期、嗜铬细胞瘤围术期等，可参考中国心胸血管麻醉学会、北京高血压防治协会共同编写的《围术期高血压管理专家共识》给药。

五、特殊临床疾病的围术期血压管理

（一）心脏手术的围术期血压管理

基本原则是先麻醉再降压。在体外循环期间，患者应维持适当的血流灌注量；当平均动脉压＞90 mmHg时，应加深麻醉或使用降压药物。主动脉瓣术后容易发生高血压，医师应给予患者适当降压。对于合并心肌肥厚的患者，血压应维持在较高水平。二尖瓣成形术后患者的收缩压应＜120 mmHg。冠状动脉旁路移植术围术期的平均动脉压应＞70 mmHg。

（二）主动脉夹层的围术期血压管理

术前应积极控制患者的血压和心率，防治夹层扩展。在患者可耐受的情况下，医师应尽快将收缩压控制在100～120 mmHg，心率控制在50～60次/分。药物首选β受体阻滞剂。

（三）妊娠高血压的围术期血压管理

医师应注意降压药物对母体及胎儿的双重影响，降压宜平稳。常用的药物有钙通道阻滞剂和乌拉地尔。为保证胎儿的血流量，血压不应＜130/80 mmHg。

（四）颅内病变的围术期血压管理

颅内病变多伴随颅内高压。对于自发性脑出血患者，急性期收缩压降至140 mmHg是安全的。为防止过度降压导致脑血流灌注不足，医师可在患者入院血压的基础上每天降压15%～20%，药物可选用乌拉地尔、艾司洛尔等。对于动脉瘤性蛛网膜下腔出血患者，医师在处理动脉瘤前可将收缩压控制在140～160 mmHg，术后应注意避免低血压导致脑血流灌注不足。

（五）嗜铬细胞瘤的围术期血压管理

患者术前应充分补液，最终目标为术前24小时内未出现血压＞160/90 mmHg，且未出现血压＜80/45 mmHg及直立性低血压。降压药物常用酚苄明和酚妥拉明，应避免未使用α受体阻滞剂时单独使用β受体阻滞剂。若患者的术中血压超过基础血压的1/3或200 mmHg时，提示外科医师应暂停手术操作，寻找原因并予以降压治疗。

第6章
高血压合并心律失常

一、流行病学特点

由于心肌结构和功能的病理生理改变，高血压性心脏病可表现为多种形式的心律失常，其中以心房颤动最常见。另外，高血压患者也可出现室上性心律失常及室性心律失常，尤其在高血压合并左心室肥厚、冠状动脉疾病或心力衰竭的情况下更常见。高血压是心房颤动的首要危险因素，由高血压引起的心房颤动占所有心房颤动的14%。在流行病学研究和真实世界的注册研究中，超过70%的心房颤动患者合并高血压。

左心室肥厚是高血压合并室上性心律失常最重要的预测因素。一项meta分析显示，合并左心室肥厚的高血压患者发生室上性心律失常的概率为11.1%，而非左心室肥厚者仅为1.1%。左心室肥厚使室上性心律失常的发生风险增加了3.4倍（*OR* 3.39，95% *CI* 1.57 ～ 7.31）。

在一些小样本研究中，＞40%的高血压患者在心电图监测中出现了室性心律失常。在上文所述的meta分析中，合并左心室肥厚的患者出现室性心律失常的比例为5.5%，非左心室肥厚者为1.2%。

二、病理生理机制

高血压导致心律失常的病理生理机制较为复杂，包括血流动力学改变、神经内分泌因素、房室结构重构（如心肌纤维化）及由左心室肥厚引起的电重构和QT间期（心电图中Q波到T波之间的时间）延长等。其中，核心因素和中心环节为肾素-血管紧张素-醛固酮系统（RAAS）和交感神经系统激活（图6-1）。血管紧张素Ⅱ通过增加心房和心室转化生长因子（transforming growth factor，TGF）-β_1的合成、生产因子与炎症介质的释放来促进纤维化。醛固酮诱导的氧化应激和炎症反应会增加RAAS促进的心房结构重构和电重构。心房细胞排列紊乱和心房内传导的不均一性是形成微折返的基质，进而造成心房颤动反复发作。

交感神经系统和RAAS活化是左心室肥厚发生、发展的病理生理机制的重要组成部分（图6-1）。神经内分泌系统的激活、压力和容量负荷的增加均会导致心肌肥厚，尤其是左心室肥厚与心律失常密切相关。高血压造成心肌细胞体积增加而数量并未增加，进而导致成纤维细胞增加，间质胶原沉积、纤维化，心肌细胞排列紊乱，以及心肌重构和舒张功能下降。这些结构重构在改变钠、钾等离子通道的同时还会造成激动传导不均一，心电图上即表现为QRS时限、QT间期延长及碎裂QRS波出现，是心律失常形成的电生理基础。另外，心脏肥大会导致细胞氧气的供需失衡，导致心肌缺血，而多种基因与心律失常相关，这些因素相互作用，共同参与了心律失常的发生（图6-1）。

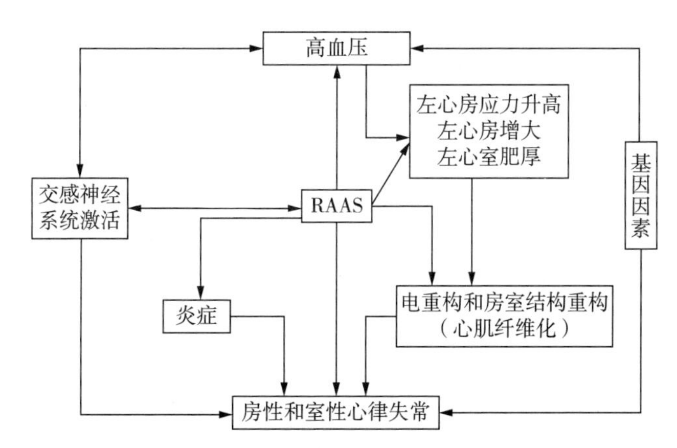

图6-1　高血压合并心律失常的病理生理机制

注：RAAS. 肾素-血管紧张素-醛固酮系统

三、临床诊断要点

医师要诊断高血压患者是否合并心律失常，主要依靠症状及体格检查和辅助检查的结果。临床表现取决于心律失常的类型及节律和频率异常对血流动力学的影响，患者可无症状而通过体格检查发现，或轻者出现心慌、心悸及运动耐量降低，重者可诱发或加重心功能不全，更严重者可能表现为晕厥甚至心源性猝死。详细追问病史有助于判断心律失常的性质。详细的体格检查包括脉搏、心界叩诊、心率和节律听诊、心脏杂音等，均有助于判断患者是否存在心律失常及可能的病因。

确诊心律失常的常用辅助检查包括心电图和动态心电图。12导联心电图可发现左心室肥厚、左心房扩大、心律失常或伴随的心脏疾病。有心律失常病史或体格检查发现心律失常的患者应进行24小时动态心电图监测，甚至更长时间的心电图监测；对于怀疑由运动诱发心律失常者，应考虑行运动心电图检查；必要时应行超声心动图检查以细化心血管疾病风险，证实心电图发现的左心室肥厚、左心房扩大或可疑伴发的心脏病。

由于高血压患者常合并心房颤动，且会增加患者发生脑卒中的风险，而高达35%的心房颤动患者无症状，故需要考虑对高血压患者进行机会性筛查以发现潜在的心房颤动。2017年，欧洲心律协会（European Heart Rhythm Association，EHRA）和欧洲心脏病学会（ESC）联合发布的《2017 EHRA/ESC高血压合并心律失常的专家共识》提出，对于疑似心律失常的高血压患者，采用持续的12导联心电图监测或24～48小时动态心电图监测后若仍未诊断，且有明显的症状或CHA_2DS_2-VASc评分［对心房颤动患者进行脑卒中危险度的评分：C表示心力衰竭，计1分；H表示高血压，计1分；A_2表示年龄≥75岁，计2分；D表示糖尿病，计1分；S_2表示血栓栓塞、脑卒中、短暂性脑缺血发作，计2分；V表示血管疾病（如心肌梗死、外周动脉疾病、主动脉斑块），计1分；A表示年龄在65～74岁，计1分；Sc表示性别分类，女性计1分］≥2分，建议进行30天事件监测，若之后仍未诊断，则建议应用植入式心脏事件循环记录器来提高诊断率。

四、常规治疗及治疗的特殊点

（一）高血压合并室上性心律失常

1.高血压合并室上性期前收缩　有文献证实，室上性期前收缩频发及左心室肥厚是导致心房颤动的高危因素，故建议延长心电图的监测时间以发现心房颤动。经常发生室上性期前收缩的患者宜改善生活方式（如限制饮酒、咖啡等），优化并控制血压，尤其是合并左心室肥厚的患者。

2.高血压合并心房颤动

（1）降压治疗：高血压合并心房颤动患者的降压治疗原则为降低血压、降低左心房负荷及控制心房颤动的心室率。高血压合并心房颤动患者首选以下几类降压药物。

1）血管紧张素转化酶抑制剂/血管紧张素Ⅱ受体阻滞剂和醛固酮受体拮抗剂：RAAS激活是高血压合并心律失常患者病理生理改变的核心因素，故血管紧张素转化酶抑制剂/血管紧张素Ⅱ受体阻滞剂、醛固酮受体拮抗剂可作为高血压合并心房颤动患者的可选降压药物。多项临床试验证实，以血管紧张素转化酶抑制剂或血管紧张素Ⅱ受体阻滞剂为基础的治疗可以减少高血压患者新发心房颤动的风险。国内外相关指南均推荐将血管紧张素转化酶抑制剂/血管紧张素Ⅱ受体阻滞剂用于预防心房颤动的发生、发展，单药控制不良时，优先推荐血管紧张素转化酶抑制剂/血管紧张素Ⅱ受体阻滞剂与钙通道阻滞剂或噻嗪类利尿药联用。

2）β受体阻滞剂：对于高血压合并心房颤动的患者，β受体阻滞剂可以控制疾病发作时的心室率、促进心房颤动转复、维持窦性心律及减少心房颤动复发。对于急性期心房颤动，普萘洛尔、美托洛尔、阿替洛尔及艾司洛尔都可以静脉给药以快速控制心室率，其中艾司洛尔和美托洛尔因起效快、半衰期短而作为主要的推荐药物，同时对合并高血压的患者发挥降压作用。对于存在心功能不全的患者，医师应首先评估其心功能情况；β受体阻滞剂禁用于伴有预激综合征的心房颤动患者。在长期控制心房颤动和拮抗交感神经兴奋方面，β受体阻滞剂也能安全应用，其控制运动状态的心室率比地高辛有效。

3）非二氢吡啶类钙通道阻滞剂：2014年，美国心脏协会（AHA）/美国心脏病学会（ACC）/美国心律学会（Heart Rhythm Society，HRS）发布的《2014 AHA/ACC/HRS心房颤动患者管理指南》指出，对于需要控制心率的心房颤动患者，一线治疗药物为β受体阻滞剂和非二氢吡啶类钙通道阻滞剂（地尔硫䓬和维拉帕米），但一般情况下不推荐两者联用。若高血压合并心房颤动的患者不伴有收缩功能不全，急性期心室率控制可采用缓慢静脉注射地尔硫䓬注射液或维拉帕米注射液。非二氢吡啶类钙通道阻滞剂禁用于伴有预激综合征的心房颤动患者。

（2）抗凝治疗：高血压合并心房颤动的患者发生脑卒中/血栓栓塞事件的风险增加2倍。因此，高血压合并心房颤动的患者必须注重脑卒中的预防。对于存在其他脑卒中危险因素如CHA_2DS_2-VASc评分≥2分的心房颤动患者，应服用华法林或新型口服抗凝药物，且优选后者。建议采用HAS-BLED评分评估出血风险，应严密监测并随访HAS-BLED评分≥3分的患者，并纠正其可逆的危险因素（如未控制的高血压），但单独HAS-BLED评分高不能作为终止口服抗凝药物的理由。高血压的监测及良好的血压控制对于降低脑卒中和血栓栓塞的风险起重要作用，也可以降低抗栓治疗的出血风险。

3.高血压合并其他类型室上性心律失常

（1）合并病态窦房结综合征及房室传导紊乱：常与高血压伴左心室肥厚相关，部分与阻塞型睡眠呼吸暂停低通气综合征（obstructive sleep apnea hypopnea syndrome，OSAHS）相关［夜间出现窦房结及房室传导障碍，白天消失，治疗OSAHS（如行正压通气治疗）后可好转］。建议排除OSAHS并给予治疗。

（2）合并房内传导阻滞及室内传导阻滞：高血压伴左心室肥厚及左束支传导阻滞（left bundle-branch block，LBBB）或QRS波分裂顿挫者，心血管疾病及猝死、心力衰竭的发生率均有升高。医师应综合评估患者的心血管疾病风险，积极控制血压；若传导阻滞达到起搏器植入指征，则可考虑植入起搏器。

（3）合并静息心率增加：静息心率增加（＞80次/分）不仅预示冠心病及心力衰竭患者预后不良，也预示高血压患者预后不良。因此，在高血压的治疗中，医师应规律控制患者的心室率，必要时可使用无并发症（如损害左心室功能）的药物，如β受体阻滞剂。

（二）高血压合并室性心律失常

对于高血压合并室性心律失常的患者，建议寻找可能的病因，并评估心功能，以决定室性心律失常的处理方案。

控制并维持合适的血压水平应成为高血压合并室性心律失常患者治疗的首要目标，尤其是重度左心室收缩功能障碍［射血分数（ejection fraction，EF）＜35%］患者。可选择的合适降压药物包括β受体阻滞剂和血管紧张素转化酶抑制剂/血管紧张素Ⅱ受体阻滞剂。β受体阻滞剂可应用于高血压合并冠状动脉疾病和心力衰竭患者的管理。血管紧张素转化酶抑制剂/血管紧张素Ⅱ受体阻滞剂具有逆转心肌肥厚、改善冠状动脉血流等作用，有助于预防和减少室性心律失常的发生（图6-2）。

此外，高血压合并左心室肥厚的患者应注意避免低钾血症或使用延长QT间期的药物。对于持续性室性心律失常或频发非持续性室性心律失常伴左心室收缩功能障碍的患者，β受体阻滞剂、醛固酮受体拮抗剂及沙库巴曲/缬沙坦可降低猝死风险。

对于室性心律失常是否使用抗心律失常药物取决于患者的心脏情况。抗心律失常药物可能加重心力衰竭、促进心律失

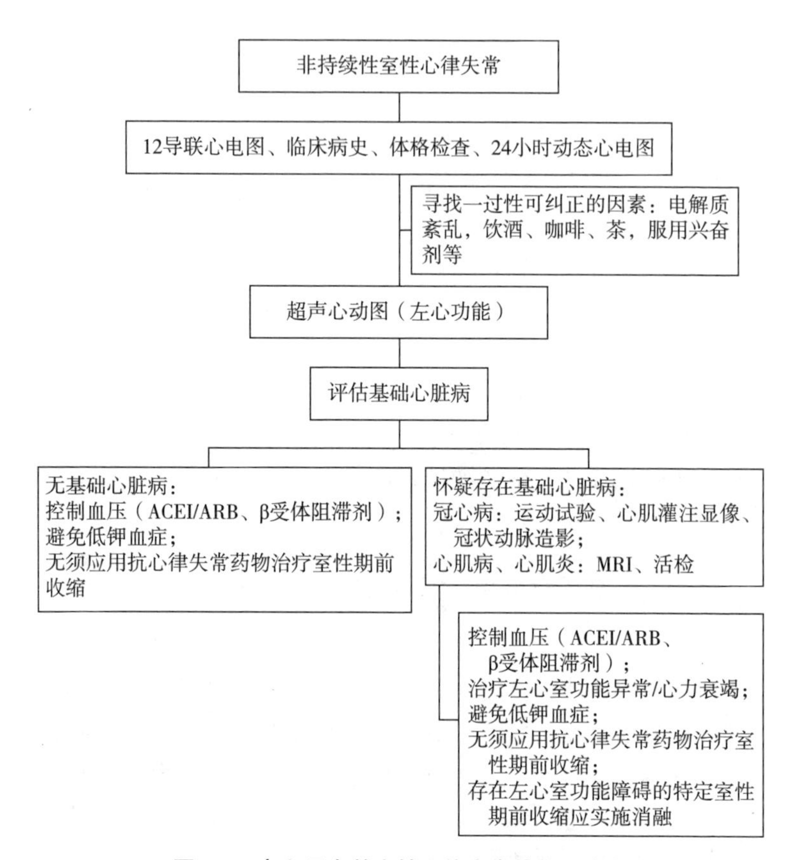

图6-2 高血压合并室性心律失常的处理流程

注：ACEI.血管紧张素转化酶抑制剂；ARB.血管紧张素Ⅱ受体阻滞剂；MRI.磁共振成像

常和死亡等，不应常规用于心力衰竭合并无症状室性心律失常患者。对于射血分数降低和高频率的异位室性心律失常患者（＞15%～20%的总心率，或室性期前收缩＞10 000次/24小时），抗心律失常药物和射频消融均可考虑，以逆转潜在的心动过速诱导性心肌病。对于血流不稳定性室性心律失常的恢复期患者，若预计存活期超过1年，应植入埋藏式心脏复律除颤器（implantable cardiovertor-defibrillater，ICD）以减少猝死风险及全因死亡风险。对于持续性重度左心室收缩功能障碍患者，充分控制血压及心力衰竭管理后若仍持续存在频发室性期前收缩且有明显的缺血性心脏病证据，则可植入ICD。

第7章 高血压合并冠心病、心肌病、心力衰竭

一、高血压合并冠心病

（一）流行病学特点

高血压是冠心病的主要独立危险因素。有研究表明，收缩压每升高10 mmHg，发生心肌梗死的风险可增加31%。60% ～ 70%的冠状动脉粥样硬化患者患有高血压，而高血压患者发生冠状动脉粥样硬化较血压正常者高出3 ～ 4倍。

（二）病理生理机制

多种病理生理机制可导致血压升高和相关靶器官损害（如冠心病）。这些病理生理机制包括：①交感神经系统和肾素-血管紧张素-醛固酮系统（RAAS）活化增加；②血管扩张剂（如一氧化氮和前列环素）释放或活性减低，以及利钠肽浓度的变化；③动脉系统生长因子和炎性细胞因子表达增加；④血流动力学影响；⑤传输动脉和阻力动脉的结构和功能异常，尤其是血管僵硬度增加和血管内皮功能障碍。这些神经激素通路与遗传、人口及环境因素相互作用，决定个体是否进展为高血压或冠心病。同时，伴发的代谢紊乱（如糖尿病、胰岛素抵抗及肥胖）也可导致具有血管活性的细胞因子产生，促进血管收缩、血管内皮功能障碍，增加血管系统的炎症和氧化应激，以及增加高血压和冠心病的发生风险。这些共同的病理生理机制可能为高血压和冠心病的预防和治疗提供新的靶点，还可能有超出降压的益处。

（三）临床诊断及鉴别诊断

1.临床诊断　高血压的诊断为一般类型高血压的诊断。心绞痛根据典型的发作特点和体征、发作时心电图的改变或24小时动态心电图连续监测的结果做诊断。心肌梗死（myocardial infarction，MI）的诊断依据典型的临床表现、特征性的心电图改变及实验室心肌酶和（或）肌钙蛋白的检查结果，并不困难。冠心病诊断的“金标准”为冠状动脉造影术。

2.鉴别诊断　需要注意鉴别急性心肌炎、心包炎及其他疾病引起的心前区疼痛，血压升高需要排除因肾脏病、肾动脉狭窄、原发性醛固酮增多症等引起的继发性高血压。

（四）常规治疗及治疗的特殊点

慢性冠心病和稳定型心绞痛患者的高血压治疗目的是预防死亡、心肌梗死和脑卒中，减少心肌缺血发作的频率和持续时间，以及改善症状。生活方式改变是关键，患者平常应注意控制饮食和盐的摄入、适度饮酒、规律锻炼、减轻体重及戒烟。识别和治疗甲状腺功能减退症和阻塞型睡眠呼吸暂停是高危患者的重要辅助治疗。药物治疗是必需的。

1.高血压合并冠心病患者的降压治疗

（1）高血压合并慢性稳定型心绞痛且既往发生心肌梗死的患者可以使用β受体阻滞剂，高血压合并慢性稳定型心绞痛且既往发生左心室功能障碍、糖尿病或慢性肾脏病的患者可以使用一种血管紧张素转化酶抑制剂或血管紧张素Ⅱ受体阻滞剂和一种噻嗪样或噻嗪类利尿药（ⅠA）。

（2）对于无心肌梗死既往史、左心室功能障碍、糖尿病或慢性肾脏病/蛋白尿的患者，应考虑β受体阻滞剂、血管紧张素转化酶抑制剂或血管紧张素Ⅱ受体阻滞剂及噻嗪样或噻嗪类利尿药的联合使用（Ⅱa、B）。

（3）如果患者禁忌使用β受体阻滞剂或不能耐受β受体阻滞

剂的不良反应，可以使用非二氢吡啶类钙通道阻滞剂（地尔硫䓬或维拉帕米），但其不能用于左心室功能障碍者（Ⅱa、B）。

（4）如果进行相应治疗后患者的心绞痛或高血压仍未控制，可以在β受体阻滞剂、血管紧张素转化酶抑制剂及噻嗪样或噻嗪类利尿药基本方案的基础上加用长效二氢吡啶类钙通道阻滞剂。对于有症状的冠心病和高血压患者，应谨慎联合使用β受体阻滞剂和非二氢吡啶类钙通道阻滞剂（地尔硫䓬或维拉帕米），因其可增加严重缓慢性心律失常和心力衰竭的发生风险（Ⅱa、B）。

（5）稳定型心绞痛患者的目标血压值为＜140/90 mmHg（ⅠA）。但冠心病、既往发生脑卒中或短暂性脑缺血发作等危症及颈动脉疾病、周围动脉疾病、腹主动脉瘤的部分患者，可以考虑较低的目标血压值（＜130/80 mmHg）（Ⅱb、B）。

（6）高血压患者使用抗血小板药物或抗凝药物无特别的禁忌证，但严重未控制的高血压患者在使用抗血小板药物或抗凝药物时需要立即降压以降低出血性脑卒中的发生风险（Ⅱa、C）。

（7）建议将稳定型心绞痛患者的静息心率控制在55～60次/分，推荐使用无内在拟交感活性的高选择性β_1受体阻滞剂，该类药物不仅可以改善症状，还有可能改善患者的预后。对于不能耐受β受体阻滞剂或存在β受体阻滞剂禁忌证的患者，可以选择使用非二氢吡啶类钙通道阻滞剂（无该类药物禁忌证时）。稳定型心绞痛患者经β受体阻滞剂或非二氢吡啶类钙通道阻滞剂治疗后若心率仍无法控制时，可以考虑使用伊伐布雷定，该药尤其适用于高血压合并射血分数下降的心力衰竭患者。

2.高血压合并急性冠脉综合征患者的降压治疗 目前，高血压合并ST段抬高心肌梗死（STEMI）或非ST段抬高急性冠脉综合征（acute coronary syndrome，ACS）患者的治疗资料极少。现代资料显示，STEMI患者发生高血压的概率为65.2%，而非STEMI患者为79.2%。在ACS患者中，随着年龄的增长，高血压的发病率明显增加，＞75岁的患者较＜45岁的患者高血压发病率约增加1倍。

目前，ACS患者的血压靶目标尚未统一确立。有研究证实，低血压与死亡率和出血率相关，提示ACS患者治疗的重要原则是避免低血压。ACS患者在疾病早期血压可能波动，降压达标前应重点控制疼痛和稳定临床症状，然后缓慢降压，谨慎避免舒张压降至＜60 mmHg，因其可降低冠状动脉的血流灌注并使缺血加重。ACS患者出院时血压＜130/80 mmHg的靶目标是合理的。对于脉压宽的老年患者，收缩压的降低可能导致极低的舒张压，易造成严重的心肌缺血。

高血压合并ACS患者降压治疗的具体措施如下。

（1）ACS患者如果无使用β受体阻滞剂的禁忌证，最初的降压药物可使用无内在拟交感活性的短效选择性β_1受体阻滞剂（如酒石酸美托洛尔、比索洛尔）。患者应在就诊的24小时内开始口服用药（ⅠA）。严重高血压或持续缺血的患者可考虑静脉注射β受体阻滞剂（如艾司洛尔）（Ⅱa、B）。患者出现血流动力学不稳定或心力衰竭失代偿时，β受体阻滞剂的使用应延迟至病情稳定（ⅠA）。

（2）高血压合并ACS的患者应考虑使用硝酸酯类药物以降低血压或缓解持续性心肌缺血或肺淤血（ⅠC）。疑似右心室梗死和血流动力学不稳定的患者应避免使用硝酸酯类药物。如果适宜，高血压合并ACS患者的最初治疗首选舌下含服或静脉注射硝酸甘油，随后可改为长效制剂。

（3）高血压合并ACS的患者无左心室功能障碍或心力衰竭时，如果有使用β受体阻滞剂的禁忌证或不能耐受β受体阻滞剂的不良反应，持续缺血的患者可用非二氢吡啶类钙通道阻滞剂（如地尔硫䓬或维拉帕米）；如果单纯β受体阻滞剂不能控制心绞痛或高血压，合理使用血管紧张素转化酶抑制剂后可以加用长效二氢吡啶类钙通道阻滞剂（Ⅱa、B）。

（4）如果高血压合并ACS的患者发生前壁心肌梗死，血压持续升高，有左心室功能障碍或心力衰竭的证据，或患糖尿病，应加用血管紧张素转化酶抑制剂（ⅠA）或血管紧张素Ⅱ受体阻滞剂（ⅠA）。对于左心室射血分数保留和无糖尿病的较低危

ACS患者，可以考虑将血管紧张素转化酶抑制剂作为一线降压药物（Ⅱa、A）。

（5）心肌梗死后左心室功能障碍患者出现心力衰竭或糖尿病，并已经接受β受体阻滞剂和血管紧张素转化酶抑制剂治疗，适宜使用醛固酮拮抗剂，但必须监测血钾水平。血肌酐水平升高（男性≥221.0 μmol/L，女性≥176.8 μmol/L）或血钾水平升高（≥5.0 mmol/L）的患者应避免使用上述药物（ⅠA）。

（6）当ACS患者出现心力衰竭［美国纽约心脏病协会（New York Heart Association，NYHA）分级为Ⅲ级或Ⅳ级］或慢性肾脏病患者的估算肾小球滤过率（eGFR）＜30 ml/（min·1.73m^2）时，袢利尿剂的疗效优于噻嗪样或噻嗪类利尿药。持续高血压的患者使用β受体阻滞剂、血管紧张素转化酶抑制剂及醛固酮拮抗剂后若血压仍未控制，部分患者可以加用噻嗪样或噻嗪类利尿药以控制血压（ⅠB）。

（7）ACS患者若血流动力学稳定，目标血压值宜＜140/90 mmHg（Ⅱa、C）；出院时的目标血压值＜130/80 mmHg是合理的（Ⅱb、C）；血压应缓慢降低，以避免舒张压降至＜60 mmHg，因其可导致冠状动脉血流灌注降低并加重缺血。

二、高血压合并心肌病

（一）流行病学特点

高血压合并左心室肥厚的发生率为20%～40%。随着年龄的增长，左心室肥厚的发生率增加。左心室肥厚是高血压患者心血管事件及预后最强的独立预测指标，伴左心室肥厚的高血压患者发生心血管事件的风险可升高2～4倍。

（二）病理生理机制

原发性高血压所致的左心室肥厚是一种心肌对血压升高的代

偿性改变，心肌收缩力增强以维持足够的心排血量，早期患者会出现心肌重塑现象，即向心性重塑，心肌细胞肥大而数量并不增加，排列改变，胶原纤维增多，胶原逐渐累积且超过20%时出现纤维化，以取代失去功能的细胞，从而发生向心性肥厚，最后发生容量负荷增加，引起离心性肥厚。左心室肥厚可导致心肌顺应性和充盈能力下降、舒张功能不全，并可逐渐导致收缩功能减退、冠状动脉储备能力下降及心律失常。

（三）鉴别要点

高血压合并左心室肥厚需要与肥厚型心肌病（hypertrophic cardiomyopathy，HCM）相鉴别，鉴别要点如下。

1.病史　高血压合并左心室肥厚常见于中老年患者，其存在高血压病史，通常血压值较高，且长期血压控制不佳；而肥厚型心肌病患者多为青壮年，常有家族史。

2.临床症状　高血压合并左心室肥厚的患者可以无症状，也可以有心悸、劳力性呼吸困难、心前区闷痛及易疲劳等症状。肥厚型心肌病患者，尤其是肥厚梗阻型心肌病患者，可出现晕厥甚至猝死，晚期可出现左心衰竭的表现。

3.体格检查　高血压合并左心室肥厚的患者心界向左下扩大，主动脉瓣区第二音增强，可因相对性二尖瓣关闭不全而在心尖部闻及收缩期杂音。而肥厚梗阻型心肌病患者的胸骨左缘可出现粗糙的收缩中晚期喷射性杂音，可伴震颤，应用洋地黄制剂、硝酸甘油、异丙肾上腺素及做Valsalva动作后杂音增强，而应用β受体阻滞剂、去甲肾上腺素及下蹲时杂音减弱。有些患者可闻及S3、S4心音及心尖区相对性二尖瓣关闭不全的收缩期杂音。

4.辅助检查

（1）超声心动图：其对肥厚型心肌病的诊断有重要意义。肥厚型心肌病的诊断要点：①室间隔厚度与左心室游离壁厚度相差＞1.5 cm；②二尖瓣前叶收缩期向前移动及主动脉收缩中期关闭；③心室腔小；④左心室流出道狭窄（＜2.0 cm）；⑤左心室流出道血流速度加快；⑥休息时收缩期左心室心尖部心腔与流出道压力阶差＞30 mmHg，则认为存在左心室流出道梗阻。而高血压导致的室壁肥厚多由血压控制不佳所致，且为向心性肥厚或对称性肥厚，一般室壁厚度＜1.5 cm，伴或不伴左心室扩大。目前认为，当高血压患者的心肌肥厚＞2.5 cm时才可以诊断为高血压合并肥厚型心肌病，否则应考虑为高血压引起的心肌肥厚。但具体到个体时，应根据高血压的时间和程度而定。

（2）心电图：其可发现左心室或双心室肥厚及ST-T改变，深而倒置的T波，有时有异常Q波，房室传导阻滞和束支传导阻滞，还可以发现其他心律失常（如心房颤动、期前收缩等）。

（3）心脏磁共振成像：其敏感性高于超声心动图，但费用较高，对于诊断特殊部位的肥厚和不典型的肥厚最敏感；其还可以发现心肌纤维化组织。

（4）心内膜下心肌活检及基因检测：诊断肥厚型心肌病时还可以借助免疫性荧光，可发现肥厚心肌内儿茶酚胺含量增加，组织学检查可见心肌排列紊乱和肥大的心肌细胞。基因检测是确诊肥厚型心肌病的“金标准”。

（四）治疗要点

高血压合并左心室肥厚的治疗要点：①推荐使用肾素-血管紧张素系统（RAS）阻滞剂联合钙通道阻滞剂或利尿药（ⅠA）；②收缩压应降至120～130 mmHg（Ⅱa、B）

三、高血压合并心力衰竭

（一）流行病学特点

心力衰竭（heart failure，HF）是多种心血管疾病的严重和终末阶段，是全球心血管疾病防治的重要内容。欧美国家的流行病学调查数据显示，成人心力衰竭的发病率为1%～2%。中国的流行病调查数据显示，在35～74岁的人群中，心力衰竭的发病率为0.9%；近20～30年，心力衰竭的病因由风湿性心脏瓣膜病转变为冠心病。据《中国心血管健康与疾病报告2019》统计，我国心血管疾病患病人数达3.3亿，其中心力衰竭达890万。据调查，心力衰竭的发病率随年龄的增长而显著上升。

（二）病理生理机制

1.左心室肥厚　其首先反映在室间隔增厚上，室间隔是心脏大小循环共有的部分，对左、右心室的收缩功能均有十分重要的作用。

2.舒张功能减退　舒张期心力衰竭的特征是左心室容积减少和舒张末压升高、左心室射血分数正常或轻度减低。这种情况出现的原因主要为心室肌松弛性和顺应性减低使心室充盈减少，为增加心室充盈，左心室必须提高充盈压而获得正常的心室充盈和每搏输出量。另外，左心室肥厚使心肌细胞肥大，尤其是心肌纤维化使心肌舒张期压力-容量关系发生变化，也使心腔内舒张压升高，故左心室肥厚可引起舒张功能减退。原发性高血压早期心脏结构功能发生改变，舒张功能减退约占11%。

3.收缩功能减退　已知左心室肥厚者比无左心室肥厚者发生心力衰竭的概率高10倍，这是因为长期压力升高导致后负荷过度增加，引起血管壁增厚、心脏向心性肥厚及舒张期松弛性受损，最终出现心肌收缩力下降、心腔扩大、心室舒张末期容量增大、心室充盈压和心房压力均升高、肺静脉回流受阻，发生高血压性心脏病，进而引起急性或慢性左心衰竭。

（三）临床诊断及鉴别诊断

1.临床诊断

（1）病史：患者有高血压病史。

（2）临床表现：患者在心功能代偿期仅有高血压的一般症状；在心功能失代偿期，患者可出现左心衰竭的表现，轻者仅于劳累后出现呼吸困难，重者则出现端坐呼吸、心源性支气管哮喘，甚至发生急性肺水肿；久病者可发生右心衰竭，最终导致全心衰竭。

（3）体格检查：心尖冲动增强，呈抬举性；心界向左下扩大；主动脉瓣区第二心音亢进，可呈金属调；肺动脉瓣听诊区可因肺动脉高压而出现第二心音亢进，心尖区和（或）主动脉瓣区可闻及Ⅱ～Ⅲ/Ⅳ级收缩期吹风样杂音；左心衰竭时心尖区可闻及舒张期奔马律；全心衰竭时，皮肤、黏膜重度发绀，颈静脉怒张，肝大、水肿，以及出现胸腔积液、腹水等。

（4）实验室检查：心电图检查见单侧或双侧心室肥大和（或）劳损，P波增宽或出现切迹，V1导联中P波终末电势增大，以及各种心律失常等。胸部X线检查见主动脉迂曲扩张、左心室或全心扩大、肺间隔线出现及肺淤血等。超声心动图见单侧或双侧心室肥厚扩大、左心室舒张功能减退及射血分数降低等。

2.鉴别诊断 高血压合并心力衰竭主要与肥厚型心肌病相鉴别。

（四）常规治疗及治疗的特殊点

1.及早控制血压 早期降压达标是治疗高血压性心脏病的首要任务，应考虑收缩压目标值＜140 mmHg。

2.逆转左心室肥厚 Framingham心脏研究通过长期随访已证实，逆转左心室肥厚可使心血管疾病的死亡率下降。逆转左心室肥厚的治疗包括非药物治疗和药物治疗。非药物治疗包括：优化生活方式，低盐饮食；控制体重；限酒；减少某些导致交感活性激素升高的因素，如儿茶酚胺升高、RAS激活应激状态等。在降压药物中，血管紧张素转化酶抑制剂、血管紧张素Ⅱ受体阻滞剂可能预防左心室肥厚及心肌纤维化的发生。动物实验和人体研究也证实钙通道阻滞剂能逆转左心室肥厚。

3.治疗心力衰竭 患者一旦出现明显的心力衰竭症状，死亡率就很高，故要加强对早期无症状心力衰竭（收缩期或舒张期心功能减退）的防治。对于收缩性心力衰竭，建议使用血管紧张素转化酶抑制剂、β受体阻滞剂、利尿药、血管紧张素Ⅱ受体阻滞剂和（或）醛固酮抑制剂，减少死亡率及住院率。对于舒张性心力衰竭（射血分数保留的心力衰竭）的高血压患者，至今尚无证据显示降压治疗或任何降压药物是有益的。对于这些患者及高血压合并收缩功能下降的患者，应考虑将收缩压降至140 mmHg以下。

推荐合并心力衰竭、左心室肥厚的高血压患者使用沙库巴曲缬沙坦钠片治疗。

治疗建议：沙库巴曲缬沙坦纳片的常规剂量为每次200 mg、每天1次。对于难治性高血压，剂量可增至300～400 mg/d。高龄者及伴有射血分数下降的心力衰竭患者，可从低剂量（50～100 mg/d）开始。如果患者能耐受，可每2～4周将剂量加倍，以达到最适宜剂量，实现血压控制及耐受的平衡。对于血压未达标而剂量增加受限者，沙库巴曲缬沙坦纳片可与其他种类的降压药物联合使用，但不能与RAAS抑制剂（血管紧张素转化酶抑制剂、血管紧张素Ⅱ受体阻滞剂）联用（不包含缬沙坦）。对于窦性心律且射血分数下降的心力衰竭患者，在血压能耐受的情况下，建议控制静息心率＜70次/分，首选β受体阻滞剂（如比索洛尔、美托洛尔缓释片或卡维地洛）；对于无法达到靶心率或不能耐受β受体阻滞剂的患者，推荐选用伊伐布雷定，以期进一步降低心力衰竭的住院率和心血管疾病的死亡率。

四、关于α和β受体阻滞剂在高血压合并冠心病、心肌病、心力衰竭等心血管疾病中应用的建议

α和β受体阻滞剂（如阿罗洛尔）同时具有α、β受体双重阻断作用：通过α、β受体双重阻断，有效抑制交感神经系统兴奋；通过β受体阻断，降低心率、心排血量，从而降低血压；通过α受体阻断，舒张血管，从而平衡由心排血量下降引起的外周血管

反射性收缩。

传统的β受体阻滞剂通过阻断β_2受体来抑制胰岛素分泌、促进胰高血糖素释放、促进糖原分解并减少肌肉组织对葡萄糖的摄取，从而干扰糖类、脂肪代谢的过程，升高血糖、胆固醇及甘油三酯。而α受体被阻滞后，通过增加胰岛素的分泌来改善肌肉组织利用葡萄糖，这对糖代谢的利用可能有一定的潜在益处。

α和β受体阻滞剂的降压作用包括：①阻滞心脏的β_1受体，可减慢心率、延缓房室传导、抑制心肌收缩，从而降低血压、减少心肌的耗氧量。②阻滞肾小球旁细胞的β_1受体，可抑制肾素分泌和肾素-血管紧张素-醛固酮系统活性，从而发挥降压作用。③阻滞血管平滑肌突触后膜的α_1受体，可扩张血管、降低外周血管阻力，进而降低血压、扩张冠状动脉、增加肾脏的血流量。④直接作用于中枢神经系统的β受体，通过降低交感神经张力来降低血压。

α和β受体阻滞剂除了具有降压作用外，还有独特的心血管保护作用，包括：①降低血压，减慢心率，预防猝死；②抑制心肌收缩，改善心肌重构；③控制心律失常，提高心室颤动阈值；④减少儿茶酚胺的心脏毒性；⑤降低心力衰竭的死亡率等。

不同α和β受体阻滞剂的药理学特性也不同，见表7-1。

表7-1　不同α和β受体阻滞剂的药理学特性

项目	拉贝洛尔	卡维地洛	阿罗洛尔
亲脂性	是	是	1/2
非选择性（β_1/β_2）	否	否	是
心选择性（β_1）	否	否	否
α_1受体阻滞	是	是	是
α受体/β受体阻滞比（口服）	1∶3	1∶12	1∶8
半衰期	6～8小时	7～10小时	约10小时
对胰岛素敏感性的影响	→	↑	↑

续表

项目	拉贝洛尔	卡维地洛	阿罗洛尔
对血清甘油三酯的影响	→	↓	↓
对血清高密度脂蛋白胆固醇的影响	→	↑	↑
高钾血症	是	否	否
对肾脏的影响			
肾血管阻力	→	↓	↓
肾血流	→	↑	↑
肾小球滤过率	→	↑	↑

注：→表示不变；↓表示下降；↑表示上升

综上所述，α和β受体阻滞剂除了具有降压作用外，对血糖的影响非常小，且具有独特的心血管保护作用，对心率和心律的影响小。

第8章 泌尿系统疾病与高血压

一、肾实质性疾病与高血压

（一）流行病学特点

肾实质性高血压是指包括急慢性肾小球肾炎、慢性肾盂肾炎、多囊肾等多种肾脏病变引起的高血压，是继发性高血压最常见的原因，占全部高血压的5%～10%。目前，我国肾实质性高血压的病因仍以急慢性肾小球肾炎为主，但糖尿病肾病逐年增多。

（二）病理生理机制

肾实质性高血压的主要发病机制是球-管失衡导致的水钠潴留，其次是交感神经系统及肾素-血管紧张素系统（RAS）激活，其他因素还包括内皮素、氧化应激及炎症介质等。

（三）鉴别要点

肾实质性高血压与原发性高血压肾损害较难区分，如果条件允许，患者应行肾穿刺活检以确诊。以下要点提示肾实质性高血压的可能性更大：①血压重度升高，尤以舒张压升高明显；②在发现血压升高时患者已合并血尿、蛋白尿；③血压升高的程度和病程与蛋白尿的程度及肾小球滤过率的降低不匹配；④肾性贫血出现较早；⑤眼底出血和渗出。

（四）常规治疗及治疗的特殊点

肾实质性高血压的治疗应从控制原发病和降低血压2个方面着手。

1.控制原发病　如果能明确原发性肾脏病的病理类型，医师应及时给予相应治疗，如免疫抑制剂或激素，以逆转甚至根治。

2.降低血压

（1）目标血压值：＜140/90 mmHg。如果肾实质性高血压患者能耐受，尤其是合并蛋白尿的患者，目标血压值可进一步降低至（120～130）/（70～80）mmHg。2021年，改善全球肾脏病预后组织（Kidney Disease: Improving Global Outcomes，KDIGO）指南根据SPRINT研究的结果推荐收缩压的目标值＜120 mmHg，但强调应采用标准血压测量，同时监测患者降压后的反应。

（2）降压药物的选择：血管紧张素转化酶抑制剂或血管紧张素Ⅱ受体阻滞剂应作为首选，可联合长效钙通道阻滞剂和利尿药。若血肌酐水平＞265 μmol/L，或肾小球滤过率低于30 ml/（min · 1.73m^2），应慎用RAS抑制剂，可联合应用二氢吡啶类钙通道阻滞剂、α受体阻滞剂及β受体阻滞剂，噻嗪类利尿药应替换成袢利尿药。

二、肾血管性疾病与高血压

（一）流行病学特点

肾血管性高血压是单侧或双侧肾动脉主干或分支狭窄引起的高血压，占高血压总患病数的5%以下。50岁以上肾血管性高血压患者的主要病因是肾动脉粥样硬化，年轻人的主要病因为肾动脉纤维肌性发育不良和大动脉炎。

（二）病理生理机制

肾动脉狭窄可导致肾实质缺血、激活肾素－血管紧张素－醛固酮系统（RAAS），使得外周血管收缩、水钠潴留，从而升高血压。

（三）临床诊断要点及鉴别要点

当高血压患者具备以下一个或多个临床诊断要点时，需要高度警惕肾血管性高血压：①持续高血压达2级或以上，伴有明确的冠心病、四肢动脉狭窄及颈动脉狭窄等；②高血压合并持续的轻度低钾血症；③高血压伴脐周血管杂音；④既往高血压可控制，降压药物未变情况下突然血压难以控制；⑤顽固性或恶性高血压；⑥重度高血压患者左心室射血分数正常，但反复出现一过性肺水肿；⑦有难以用其他原因解释的肾功能不全或非对称性肾萎缩；⑧服用血管紧张素转化酶抑制剂或血管紧张素Ⅱ受体阻滞剂后出现血肌酐水平明显升高或伴有血压显著下降。实验室检查中最特异的是肾素活性显著升高，还可见尿蛋白弱阳性或血肌酐水平轻度升高、血钾水平轻度降低。辅助检查中肾脏B超见双肾大小不一致，肾血管超声及肾动脉计算机体层成像（computed tomography，CT）/磁共振血管成像（magnetic resonance angiography，MRA）可提供肾动脉狭窄的解剖学诊断，卡托普利肾图可提供肾动脉狭窄的功能学诊断。肾动脉造影是诊断肾动脉狭窄的“金标准”。

（四）常规治疗及治疗的特殊点

肾血管性高血压的主要治疗目的是改善高血压，预防高血压所致的并发症，改善肾功能及治疗RAS严重的病理生理反应。

（1）血供重建治疗：目前，对于RAS到何种程度必须进行血供重建尚无一致意见。一般情况下，如果解剖学上肾动脉狭窄

＞70%或临床上药物治疗后血压仍难以控制、患肾出现萎缩趋势或肾功能明显下降、患者出现一过性肺水肿或不稳定型心绞痛，则有血供重建的指征。肾动脉的血供重建手术包括单纯球囊扩张术、支架植入术及外科手术。选用何种手术方式取决于肾动脉狭窄的病因，如纤维肌性发育不良可用单纯球囊扩张术，而动脉粥样硬化性病变首选经皮腔内肾动脉成形术（percutaneous transluminal renal angioplasty，PTRA）。大动脉炎患者在介入治疗前必须判断炎症的活动状态。如果患者的患侧肾已明显萎缩（长径＜7 cm）或肾小球滤过率＜10 ml/（min·1.73m^2），则失去了血供重建的机会。

（2）药物治疗：降压药物不能阻止肾动脉狭窄进展，仅能起到帮助控制血压的作用。单侧肾动脉狭窄呈高肾素者首选血管紧张素转化酶抑制剂或血管紧张素Ⅱ受体阻滞剂，但必须从小剂量开始，逐渐增加剂量，且服药1～2周后应复查血钾和血肌酐水平，若血钾水平显著升高或血肌酐水平较基线升高30%以上，需要减量或停药。对于双侧肾或单功能肾肾动脉狭窄患者，禁用血管紧张素转化酶抑制剂或血管紧张素Ⅱ受体阻滞剂。动脉粥样硬化性RAS患者应注意联合调脂、抗血小板治疗。若大动脉炎引起肾血管性高血压，患者应避免在服用降压药物的同时进行免疫抑制治疗。

三、肾上腺疾病与高血压

多种肾上腺疾病与血压升高有关，主要包括原发性醛固酮增多症、嗜铬细胞瘤及库欣综合征，每种疾病的诊治要点见表8-1。

表8-1 肾上腺疾病的诊治要点

项目	原发性醛固酮增多症	嗜铬细胞瘤	库欣综合征
流行病学特点	其发病率在亚洲的普通高血压患者中约为5%，在难治性高血压患者中为17%～23%，其中最常见的病因为肾上腺增生，其次为肾上腺腺瘤	国内尚无其发病率或患病率的确切数字，国外报道其发病率为每年（2～8）/100万；高发年龄为30～50岁；其90%来源于肾上腺髓质，10%来源于交感神经节及其他嗜铬组织分泌过多的儿茶酚胺	其发病率较低，高发年龄为20～40岁；70%由垂体分泌过多ACTH导致，其次为肾上腺皮质肿瘤；垂体-肾上腺外肿瘤可分泌类ACTH物质，最多见是肺癌
病理生理机制	肾上腺球状带自主分泌醛固酮异常增多，促进肾远曲小管钠重吸收，导致水钠潴留、血压升高，部分患者合并低钾血症	其持续或间歇释放过多的儿茶酚胺，包括多巴胺、肾上腺素及去甲肾上腺素，导致心肌收缩力增加、心率加快、外周阻力增加，从而升高血压	过多的糖皮质激素导致水、钠潴留
临床诊断要点	①血压中重度增高，伴或不伴低钾血症；②血浆醛固酮/肾素增加，增加的醛固酮不被卡托普利或输注0.9%氯化钠溶液所抑制；③肾上腺超声、CT、MRI及分侧肾上腺静脉取血可提供定位诊断	①阵发性或持续性血压升高，伴心悸、头痛、出汗等交感神经亢进的临床表现；②血、尿儿茶酚胺及其代谢产物升高至正常上限2倍以上，血甲氧基肾上腺素及甲氧基去甲肾上腺素的敏感性和特异性较高，应进行相应检查；③肾上腺超声、CT、MRA、放射性核素标记的间碘苄胍显像及生长抑素核素显像可提供定位诊断	①特征性的外貌、多种代谢紊乱（如糖类、脂肪、蛋白质、电解质）、骨质疏松、性功能障碍等；②先通过皮质醇水平增加、节律异常、小剂量或过夜地塞米松不能抑制来诊断库欣综合征，再通过大剂量地塞米松抑制试验、ACTH水平及影像学检查确定病因

续表

项目	原发性醛固酮增多症	嗜铬细胞瘤	库欣综合征
鉴别要点	①血钾水平降低的原因为肾性失钾，需要排除胃肠道丢失、进食不足、钾细胞内转移及服用利尿药的影响；②其他低肾素型单基因高血压，包括Liddle综合征、类盐皮质激素增多症、Gordon综合征等；③长期服用甘草制剂	①假性嗜铬细胞瘤，惊恐发作患者可表现为发作性高血压伴交感神经兴奋的一系列表现；②恶性嗜铬细胞瘤占10%，主要表现为远处转移	①应除外长期应用糖皮质激素和饮用酒精饮料引起的类库欣综合征；②不典型者需要与单纯性肥胖相鉴别；③与多囊卵巢综合征相鉴别
常规治疗	单侧腺瘤首选手术切除，不可耐受手术或肾上腺增生者首选螺内酯治疗，可联合应用血管紧张素转化酶抑制剂、血管紧张素Ⅱ受体阻滞剂或钙通道阻滞剂	首选手术切除，恶性及不可耐受手术者可选择α受体阻滞剂联合β受体阻滞剂降压治疗	库欣病及肾上腺腺瘤首选手术，异位ACTH综合征首选手术治疗原发病。不愿手术或无法手术者可采用类固醇合成抑制剂及影响CRH或ACTH合成和释放的药物
治疗的特殊点	①糖皮质激素可抑制原发性醛固酮增多症，可使用；②不耐受螺内酯者首选依普利酮	①术前充分准备，通常口服α受体阻滞剂2～4周，心率快者可联合应用β受体阻滞剂；②避免单独应用β受体阻滞剂；③术前充分扩容	手术切除肾上腺者应注意术后糖皮质激素和盐皮质激素的替代治疗
进展	年龄在20岁以下或有原发性醛固酮增多症或早发脑卒中家族史的患者应做基因检测	推荐所有患者行基因检测	一

注：“一”表示无此项内容。ACTH.促肾上腺皮质激素；CRH.促肾上腺皮质激素释放激素；CT.计算机体层成像；MRI.磁共振成像；MRA.磁共振血管成像

四、透析患者降压药物的应用及注意事项

（一）流行病学特点

高血压是透析患者常见的并发症之一。有研究报道，连续性血液透析患者发生高血压的概率高达70%～90%。

（二）病理生理机制

与肾实质性高血压一致，透析患者发生高血压最主要的原因是水钠潴留，其他原因还包括交感神经系统和RAS激活、应用促红细胞生成素、睡眠呼吸暂停低通气综合征、继发性甲状旁腺功能亢进症等。与非透析患者相比，透析患者的血压随透析治疗发生周期性变化，总体表现为透析中逐渐下降和透析间期逐渐升高。透析过程中患者可出现矛盾性高血压，与毒素快速清除引起透析失衡综合征、透析液钙浓度过高导致血管收缩和心肌收缩力增加及快速脱水激活RAS等有关。

（三）临床诊断要点及鉴别要点

透析患者在非透析日诊室血压3次以上高于140/90 mmHg即可诊断。鉴别诊断主要在于分析患者血压升高的主要机制，从而进行更有针对性的治疗。

（四）常规治疗及治疗的特殊点

透析患者高血压的治疗需要综合多种药物及非药物干预措施：①控制干体重，维持干体重是控制透析患者血压的基础，其可通过调整透析方案达到，且透析间期患者应限制饮食的摄入量以控制体重增长。②减少钠的摄入，《2017欧洲肾脏协会（European Renal Association，ERA）-欧洲透析与移植协会（European Dialysis and Transplant Association，EDTA）/欧洲

高血压学会（ESH）共识文件：透析患者高血压》建议透析患者每天的盐摄入量应＜4 g。③降压药物，透析患者均可应用5种一线降压药物，但应注意首选蛋白结合率高且透析不被清除的药物，如果降压药物可通过透析清除，患者应在透析后用药。

五、促红细胞生成素应用后高血压的处理

（一）流行病学特点

17%～47%的患者应用促红细胞生成素（erythropoietin，EPO）后发生高血压或原有的高血压进一步加重，有时可出现高血压脑病和脑血管意外，血压升高与血细胞比容呈正相关。

（二）病理生理机制

目前，EPO升高血压的机制尚未明确，可能与红细胞生成增加导致血液黏稠度增加和血容量增多、末梢血管异常反应性收缩及增多的血红蛋白与血管内皮舒张因子（endothelium-derived relaxing factor，EDRF）结合使血压升高有关。

（三）临床诊断要点及鉴别要点

患者使用EPO后出现高血压或原有高血压加重，需要考虑EPO导致的高血压。主要鉴别要点在于这些患者通常为慢性肾脏病患者，且难治性高血压常见。当这部分患者的血压难以控制时，医师要考虑多方面因素，不能仅归因于EPO的使用。

（四）常规治疗及治疗的特殊点

不要因为血压升高而停止使用EPO，除非高血压难以控制。合理把控EPO的总量、控制血细胞比容的上升速度和程度，可预防EPO所致的血压升高。具体措施包括：①EPO的初始用量每周应＜150 U/kg，血细胞比容的升高速度每周＜1%；②控

制血细胞比容≤33%。KDIGO指南建议，每个月控制血红蛋白的升高幅度在10～20 g/L，如果任意2周内血红蛋白增加超过10 g/L，则EPO的剂量应降低约25%。

第9章 脑部疾病与高血压

高血压是动脉粥样硬化最主要的危险因素。高血压导致的脑动脉硬化，临床常见的表现形式有脑梗死、脑出血。据统计，70% ～ 80%的脑卒中患者有高血压病史。

高血压可以引起脑血管疾病，同样脑部本身的疾病（脑血管或脑实质病变）也可以引起血压异常，成为继发性高血压的原因。后者虽然少见，但临床医师必须重视。

由于头颅颅骨坚硬且相对密闭，故脑容量增加会影响颅内压，颅内压升高会导致血压变化。脑容量增加的情况可见于：脑实质病变引发的脑出血（如外伤、肿瘤等）、水肿、炎症、蛛网膜下腔出血、脑脊液循环不畅等。颅内压急剧升高时，患者出现血压升高、脉搏减慢、呼吸节律紊乱及体温升高等各项生命指征变化，这种变化称为“库欣反应”。

一、高血压相关脑动脉硬化性疾病的处理原则

（一）急性缺血性脑血管病患者的血压处理原则

约70%的缺血性脑卒中患者急性期血压升高，原因主要包括病前存在高血压、疼痛、恶心、呕吐、颅内压升高、意识模糊、焦虑及脑卒中后应激等。多数患者在脑卒中后24小时内血压自发降低。病情稳定而无颅内高压或其他严重并发症的患者，24小时后血压基本可恢复到其病前水平。脑卒中急性期的降压处理要谨慎，降压的同时医师应注意脑灌注。目前，关于脑卒中

后早期是否应立即降压、降压的目标值、脑卒中后何时开始恢复原用降压药物及降压药物的选择等问题尚缺乏充分可靠的研究证据。近期发表的中国急性缺血性脑卒中降压试验（CATIS试验）发现，强化降压组无明显获益，但可能是安全的。

脑卒中后低血压虽很少见，但医师也要注意。脑卒中后低血压的原因有主动脉夹层、血容量减少及心排血量减少等。医师应积极查明原因并给予相应处理。

推荐意见：①对于准备溶栓者，血压应控制在收缩压＜180 mmHg、舒张压＜100 mmHg。②对于缺血性脑卒中后24小时内血压升高的患者，医师应谨慎，先处理其紧张、焦虑情绪，再处理疼痛、恶心、呕吐、颅内压升高等情况。患者血压持续升高（收缩压≥200 mmHg或舒张压≥110 mmHg），或伴有严重心功能不全、主动脉夹层、高血压脑病，可予降压治疗，并严密观察血压的变化。可选用拉贝洛尔、尼卡地平等静脉药物，避免使用引起血压急剧下降的药物。③脑卒中后若患者病情稳定，血压持续≥140/90 mmHg，且无禁忌证，可于起病数天后恢复使用发病前服用的降压药物或开始启动降压治疗。④对于脑卒中后低血压的患者，医师应积极寻找和处理原因，必要时可采用扩容升压措施，可静脉输注0.9%氯化钠溶液纠正低血容量，处理可能引起心排血量减少的心脏问题。

（二）急性脑出血患者的血压管理

1.应综合管理脑出血患者的血压，分析血压升高的原因，再根据血压情况决定是否进行降压治疗。

2.当急性脑出血患者的收缩压＞220 mmHg时，医师应积极给予静脉降压药物降低血压；当其收缩压＞180 mmHg时，医师可给予静脉降压药物控制血压，并根据患者的临床表现调整降压速度，160/90 mmHg可作为参考的目标血压值（Ⅱb、B）。

3.在降压治疗期间，医师应严密观察患者血压的变化，每隔5～15分钟进行1次血压监测（Ⅰ级推荐，C级证据）。

（三）病情稳定脑卒中患者的血压管理

1.抗高血压药物能使脑卒中的复发风险显著降低22%。遵循相关指南，病情稳定的脑卒中患者的目标血压值为＜140/90 mmHg。

2.颈动脉超声对于发现颅外颈部血管病变（特别是狭窄斑块）很有帮助。经颅多普勒超声（transcranial Doppler，TCD）可检查颅内血流、微栓子及监测治疗效果。

3.颅内大动脉粥样硬化性狭窄（70%～99%）患者的推荐血压值为＜140/90 mmHg。医师应注意患者的个人感受，个体化确定目标血压值，保证大脑的灌注压力。

二、脑实质病变引起的血压变化

颅内占位病变、颅内感染性疾病、颅内神经内分泌肿瘤引起的血压升高均有报道。如果医师对患者的症状和体征不加以仔细观察、判断，很有可能漏诊。

此类患者首先出现的临床表现为头痛和血压升高，且血压降到目标值后仍有明显的头痛、呕吐，此时医师应怀疑是否为脑部疾病并存或脑部占位引发的血压升高。完善颅脑计算机体层成像（CT）、磁共振成像（MRI）、脑血管造影可帮助诊断。

第10章 睡眠呼吸暂停综合征与高血压

一、流行病学特点

阻塞型睡眠呼吸暂停低通气综合征（OSAHS）与高血压常合并发生，是继发性高血压的重要原因 。50% ～ 92%的OSAHS患者合并有高血压，而30% ～ 50%的高血压患者同时伴有OSAHS。顽固性高血压与OSAHS的关系更为密切。有研究显示，在OSAHS［睡眠呼吸暂停低通气指数（sleep-related apnea-hypopnea index，AHI）≥10次/时］患者中，顽固性高血压的发病率为83%。另一项研究发现，OSAHS的严重程度与顽固性高血压的发病率呈正相关，中度和重度OSAHS患者发生顽固性高血压的风险是无阻塞型睡眠呼吸暂停者的1.83和3.50倍。早在2003年，美国预防、检测、评估与治疗高血压全国联合委员会第7次报告（JNC7）已明确将睡眠呼吸暂停列为继发性高血压的主要病因之一。

二、病理生理机制

OSAHS和高血压关系密切，可通过多种机制参与血压升高。

（一）交感神经兴奋

1.反复发作的呼吸暂停会造成低氧血症和高碳酸血症，通过反馈机制刺激主动脉弓和主动脉体的化学感受器，使交感神经活性增加，血压升高。

2.在睡眠过程中反复发生的缺氧、复氧会造成睡眠结构紊乱。

3.反复的觉醒、唤醒会造成睡眠片段化，也会导致交感神经兴奋性增加，进而导致血压升高。

（二）化学反射异常

反复发作的低氧血症会刺激位于颈动脉外周的化学感受器，反复发作的高碳酸血症会刺激中枢脑干的化学感受器。两者均会导致交感神经兴奋性增加，从而导致血压升高。

（三）肾素-血管紧张素-醛固酮系统

反复的低氧血症和高碳酸血症会激活肾素-血管紧张素-醛固酮系统（RAAS），OSAHS患者行持续气道正压通气（continuous positive airway pressure，CPAP）治疗可改善夜间缺氧、降低夜间血压和日间血压，并观察到血浆醛固酮水平及肾素活性降低。

（四）胰岛素抵抗和瘦素抵抗

OSAHS常与糖尿病、代谢综合征等代谢性疾病共存，并可能在代谢方面相互作用。有研究表明，OSAHS与非OSAHS患者相比，胰岛素抵抗和瘦素抵抗程度更高。胰岛素抵抗可能通过交感神经激活、内皮功能障碍、血管舒张功能受损等机制引起血压升高。除了对脂肪的调节作用外，瘦素对心血管系统也有重要作用，高瘦素血症的主要心血管效应为升压效应。一项meta分析显示，CPAP用于OSAHS可以改善胰岛素抵抗。

三、临床诊断要点及鉴别要点

与OSAHS相关的高血压称为阻塞型睡眠呼吸暂停相关性高血压，诊断包含两部分内容，以及两者的关联性。

（一）高血压的诊断

依据《心脑血管病防治》杂志刊登的《中国高血压防治指南2018年修订版》，高血压的诊断标准为在未使用降压药物的情况下，静息状态下3次非同日血压≥140/90 mmHg。

（二）阻塞型睡眠呼吸暂停低通气综合征的诊断

医师主要根据患者的病史、体征及多导睡眠图（polysomnography，PSG）的监测结果进行诊断。

1.诊断标准 ①临床有典型的夜间睡眠打鼾伴呼吸暂停、日间嗜睡［Epworth嗜睡量表（Epworth Sleepiness Scale，ESS）评分≥9分］等症状，体征可见上气道任何部位的狭窄及阻塞，AHI≥5次/时者。②日间嗜睡不明显（ESS评分＜9分），但AHI≥10次/时，同时存在认知功能障碍、冠心病、脑血管疾病、糖尿病及失眠等1项或1项以上合并症者也可确诊。

2.在考虑患者的病变程度时，应结合AHI和最低血氧饱和度进行全面评估 阻塞型睡眠呼吸暂停综合征的病情分级应当考虑患者的临床症状、合并症情况、AHI及夜间最低血氧饱和度（SpO_2）等实验室指标，根据AHI和夜间最低SpO_2将OSAHS分为轻度、中度、重度，其中以AHI作为主要判断指标，夜间最低SpO_2作为参考，见表10-1。

表10-1 成年OSAHS患者病情程度的判断依据

病情分度	AHI（次/时）	夜间最低SpO_2（%）
轻度	5～15	85～90
中度	＞15～30	80～85
重度	＞30	＜80

注：AHI.睡眠呼吸暂停低通气指数；SpO_2.血氧饱和度

（三）阻塞型睡眠呼吸暂停相关性高血压的诊断

患者患有高血压，同时合并OSAHS时可以做出诊断。血压可表现为24小时持续升高，或血压可伴随呼吸暂停呈周期性升高，或睡眠时血压高峰的出现与呼吸暂停的发生、睡眠时相、低氧程度、呼吸暂停的持续时间有明显相关性。

四、常规治疗及治疗的特殊点

CPAP联合降压药物较单纯药物治疗效果好。

（一）常规治疗

1.病因治疗　纠正导致OSAHS或使之加重的基础疾病，如改善甲状腺功能减退症的治疗等。

2.生活方式改变　包括减肥、戒烟、戒酒、避免日间过于劳累、慎用镇静催眠药物和其他可引起或加重OSAHS的药物、侧位睡眠、限盐及进行有氧运动等。Pimenta等发现，盐的摄入量与难治性高血压合并醛固酮增多症患者的OSAHS的严重程度增加有关，运动可能独立于体重减轻而改善OSAHS，其机制可能包括脂肪再分布、咽部肌肉力量增强及睡眠质量改善等。2013年，欧洲呼吸学会（European Respiratory Society，ERS）和欧洲高血压学会（ESH）给予高血压合并OSAHS的患者相关管理建议，其中有定期进行有氧运动可降低高血压患者的血压。

3.CPAP　适用于中重度OSAHS患者。CPAP包括普通型CPAP和智能型CPAP（如自动CPAP），后者最常用。建议CO_2潴留明显者使用双相气道正压通气（bi-level positive airway pressure，BiPAP）治疗，高血压可由非杓型或反杓型恢复杓型，日间血压有所下降，甚至降至正常。

在行CPAP的过程中，医师应密切观察患者的血压变化。对于血压达到治疗目标值的患者，应及时减少或停用降压药物，并鼓励其坚持治疗，增强其对CPAP的依从性。

4.口腔矫正器 其通过使下颌骨相对上颌骨前移来扩大上气道，减轻气道塌陷，从而达到治疗作用，尤其对轻中度OSAHS患者有效。

（二）使用降压药物的特殊点

1.首先考虑24小时长效降压 夜间血压升高的患者可在睡前服用一种RAS抑制剂，如血管紧张素转化酶抑制剂、血管紧张素Ⅱ受体阻滞剂。

2.要考虑降压药物对睡眠各阶段的降压作用

（1）钙通道阻滞剂：其对OSAHS的严重程度无影响。

（2）血管紧张素转化酶抑制剂、血管紧张素Ⅱ受体阻滞剂：OSAHS患者存在RAS过度激活的现象，血管紧张素转化酶抑制剂或血管紧张素Ⅱ受体阻滞剂不仅能明显降低血压，还有改善患者呼吸暂停及睡眠结构的作用。

由于OSAHS患者经常合并血脂、血糖异常，故医师除了注意控制上述危险因素外，还要考虑药物对代谢方面的影响。

（3）醛固酮受体拮抗剂：一项前瞻性随机对照研究纳入30例难治性高血压合并中重度OSAHS的患者，在其原有降压药物的基础上加用螺内酯20 mg/d治疗（血压控制不佳时加至40 mg/d），随访12周后，发现治疗组的AHI、血浆醛固酮水平、诊室血压、24小时动态血压显著下降。Krasinska等的研究评估了依普利酮对102例难治性高血压合并重度OSAHS患者的疗效，发现在标准治疗的基础上加用依普利酮50mg/d，血压下降的同时AHI也降低了34.5%。

3.避免使用的降压药物

（1）中枢性降压药物：不选择具有中枢镇静作用的降压药物，以免加重呼吸暂停，如利血平、可乐定等。

（2）非选择性β受体阻滞剂：OSAHS患者的呼吸暂停和低氧

血症可致“潜水反射”，激活心脏迷走神经反射，引起心动过缓，甚至心脏停搏。因此，β受体阻滞剂应避免使用；同时，有明显气道阻塞的患者在使用β受体阻滞剂时也应慎重。

第11章 心理障碍与高血压

一、焦虑、抑郁相关概念

焦虑是一种内心紧张不安、预感似乎将要发生某种不利情况而又难以应付的不愉快情绪体验，而焦虑障碍是以焦虑综合征为主要临床表现的一组精神障碍。焦虑综合征的临床表现包括精神症状和躯体症状。精神症状是指一种提心吊胆、恐惧、忧虑的内心体验，伴有紧张不安。躯体症状是在精神症状的基础上伴发的自主神经系统功能亢进症状，如心慌、胸闷、气短、口干、出汗、肌紧张性震颤、颤抖、颜面潮红或苍白等。

抑郁发作可表现为一系列核心症状、心理症状及躯体症状。核心症状包括情绪低落、兴趣减退及快感缺失等。心理症状可分为心理学伴随症状和精神运动性症状。躯体症状包括睡眠、饮食、体重及行为活动表现等方面的症状。

二、高血压与焦虑、抑郁共病的流行病学

国外有研究显示，焦虑、抑郁患者发生高血压的概率明显增加，是一般人群的2～3倍；高血压患者发生抑郁的概率达20%～30%，发生焦虑的概率达40%～50%。我国的调查显示，高血压患者的焦虑、抑郁患病率分别为11.6%～38.5%和5.7%～15.8%。高血压的控制程度与是否合并焦虑、抑郁密切相关。不同测评方式得出的结论有一定差异。

三、高血压与焦虑、抑郁共病的发病机制

机体神经和体液极为复杂的机制参与血压的调节。心理－神经－内分泌－免疫学的大量研究证明，心脏和心理是联动的，主要涉及交感－肾上腺髓质系统兴奋、下丘脑－垂体－肾上腺皮质轴激活、肾素－血管紧张素－醛固酮系统（RAAS）激活及遗传易感性激活等方面。精神心理因素同样影响个体的生活方式和日常行为。有研究证实，焦虑、抑郁或精神应激可以导致个体生活方式不健康，包括熬夜、酗酒、吸烟、饮食不节制及缺乏运动等，而这些因素正是导致高血压的主要因素。

四、高血压患者精神心理问题的特性

（一）心理因素导致血压升高

精神压力高反应性高血压又称“M型高血压”。大量的临床研究指出，焦虑情绪和精神应激会引起血中儿茶酚胺及皮质醇激素水平上升，导致外周血管收缩和阻力增加，进而升高血压。

（二）高血压与焦虑、抑郁共存

临床发现，高血压患者会出现多方面的心理反应，部分患者对病情认知不足、病后适应不足，出现对疾病的紧张、焦虑，造成情绪低落、焦虑、认知障碍、躯体不适及睡眠障碍等不良心理状态。这些不良心理状态反过来又会加重高血压的病情，削弱降压药物的效果，造成高血压与焦虑、抑郁之间形成恶性循环。这个问题在青年高血压患者中尤为突出。

五、高血压患者精神心理问题的识别

《中国心血管杂志》刊登的《中国高血压防治指南（2018年修订版）》的治疗原则指出，高血压患者应减轻精神压力、保持心理平衡，但其并未对高血压患者的精神心理问题提出明确的识别、诊断标准和具体的干预方案。三步筛查精神心理问题的基本方法应该是心血管科医师掌握的临床技能之一。医师及早识别高血压患者并存的精神心理问题是非常有必要的，可以使患者的病痛得到及时诊治，从而提高医疗服务质量、减少医患矛盾。

第一步：采用“三问法”对患者进行心理问题初筛。①是否有睡眠不佳，已经明显影响日间的精神状态或需要用药；②是否有心烦不安，对以前感兴趣的事情失去兴趣；③是否有明显的身体不适，但多次检查都没有发现能够解释器质性疾病的原因。3个问题中如果有2个回答为“是”，那么患者存在精神心理问题的可能性达80%。

第二步：进一步使用推荐的评估工具，如《患者健康问卷-9项（Patient Health Questionnaire 9，PHQ-9）》《7项广泛性焦虑障碍量表（Generalized Anxiety Disorder 7，GAD-7）》《躯体化症状自评量表（Somatic Self-rating Scale，SSS）》等。

第三步：对患者进行“四要”问诊，要了解患者的病情和症状、患者的心情、患者的生活和工作经历及患者的性格。

六、高血压患者的双心治疗

（一）抗高血压治疗

抑郁与心血管疾病的发病率和死亡率有关，医师应按照高血压的相关指南进行规范的降压治疗，给予降压药物时必须考虑其与抗焦虑/抑郁药物的相互作用、心电图异常及直立性低血压变化的风险。

（二）非药物治疗

健康的生活方式、保持平和愉悦的心情是治疗高血压的基本措施。控制危险因素和临床症状、减轻患者的痛苦、提高患者的生活质量可实现更好的降压效果。积极改善患者的睡眠质量、指导患者及其家属积极控制突发事件引起的精神心理变化和情绪应激有助于血压控制。

1.培养积极心理　有研究表明，积极健康的情绪在疾病的发生、发展中具有保护作用，可降低疾病的发生率和致死率，增加治愈率，同时可缓解痛苦和不适症状。

2.认知行为治疗　改变患者的思维模式、消除患者的不良情绪、提高患者服药的依从性等有助于维持患者的血压稳定。

3.运动疗法与减重　该措施不仅有助于调节血压，还可以调节患者的心理或情绪，使其心情放松，更积极主动地进行治疗。规律运动尤其是有氧运动，可有效调节交感神经及迷走神经的张力，纠正心脏自主神经失调，促使血压下降。

4.正念冥想　有临床研究表明，正念冥想可以降低血压。2018年，美国心脏协会（AHA）发布《冥想对心血管疾病治疗的专家共识》，其指出冥想时发生的长期神经生理变化会影响自主神经系统介导的血压变化。2020年，国际高血压学会（ISH）发布的《国际高血压实践指南》指出，高血压患者在日常生活中进行正念冥想可减轻压力。

（三）抗焦虑、抑郁药物的应用

有躯体化症状、惊恐发作、中度以上焦虑和（或）抑郁的患者，应在非药物治疗的基础上考虑使用抗焦虑/抑郁药物，并关注其与心血管疾病治疗药物之间的相互作用。抗焦虑/抑郁药物的使用剂量可逐步递增，采用最低有效量可使出现不良反应的可能性降到最低。医师应与患者有效沟通治疗方法、药物的性质和作用、药物可能出现的不良反应和对策，以增加患者治疗的依从性。医师主要基于评估结果调整治疗方案和用药。患者的治疗疗程要足够，以减少复发。医师应加强随访。

1.选择性5–羟色胺再摄取抑制剂 其是目前治疗焦虑、抑郁的一线用药，一般2周以上起效，用于心血管疾病患者相对安全。适应证为各种类型和各种不同程度的抑郁障碍，包括焦虑症、疑病症、恐惧症、强迫症、惊恐障碍及创伤后应激障碍等。

2.苯二氮䓬类药物 其用于焦虑症和失眠的治疗，特点是抗焦虑作用起效快。长半衰期药物有地西泮、艾司唑仑、氯硝西泮等，医师应注意这些药物的肌肉松弛作用；短半衰期药物有劳拉西泮、阿普唑仑、咪达唑仑、奥沙西泮等。唑吡坦和佐匹克隆的肌肉松弛作用和成瘾性相对较轻，对入睡困难效果好，患者晨起没有宿醉反应，但这2种药物没有抗焦虑作用。

3.氟哌噻吨美利曲辛（复方制剂） 其是复方制剂，含有神经松弛药物（每片含氟哌噻吨10 mg）和抗抑郁药物（每片含美利曲辛10 mg），协同调整中枢神经系统功能，具有抗抑郁、抗焦虑和兴奋特性。适应证有轻中度焦虑和（或）抑郁、神经衰弱、心因性抑郁、抑郁性神经症、隐匿性抑郁、心身疾病伴焦虑和情感淡漠、更年期抑郁、嗜酒及药物成瘾者的焦躁不安和抑郁。

4. 5–羟色胺受体拮抗和再摄取抑制剂 二线用药的代表药物是曲唑酮，主要用于轻中度抑郁和（或）焦虑合并失眠的患者。该类药物可引起直立性低血压，建议夜间使用。5-羟色胺（5-hydroxytryptamine，5-HT）和去甲肾上腺素（noradrenalin，NE）再摄取抑制剂（serotonin and noradrenergic reuptake inhibitors，SNRIs）的代表药物有文拉法辛、度洛西汀。去甲肾上腺素和特异性5-羟色胺受体拮抗剂（noradrenergic and specific serotonergic antidepressants，NaSSAs）的代表药物为米氮平。这2类药物的抗焦虑、抑郁效果较好，但SNRIs类药物有升高血压的风险，NaSSAs类药物有促进食欲、增加体重及导致糖代谢紊乱的风险。多巴胺（dopamine，DA）和去甲肾上腺素再摄取抑制剂（noradrenaline dopamine reuptake inhibitors，NDRIs）的代表药物有丁螺环酮、坦度螺酮，主要作用为抗焦虑，可用于心血管疾病伴焦虑的患者。坦度螺酮可部分激活5-HT1A受体，在抗焦虑的同时能调节血压，是一种既抗焦虑又降血压的药物，值得关注。

（四）预防

高血压是一种"生活方式病"，体力活动、压力管理及行为干预对预防和控制高血压有重要意义。中医治疗主张"形神合一、心身兼顾"，从肝肾论治，重视"调神"和"调形"。随着健康教育的深入和高血压心身同治理念的普及，我国的高血压防治水平将会提高到一个新的阶段。

第12章

内分泌疾病与高血压

内分泌性高血压是继发性高血压中的重要一类，由内分泌组织增生或肿瘤导致的多种内分泌疾病引起。内分泌疾病导致机体相应的激素如儿茶酚胺、糖皮质激素、肾素-血管紧张素、醛固酮等分泌过多，引起血流动力学改变而造成血压升高，这种内分泌激素分泌增多导致的高血压称为内分泌性高血压。

一、糖尿病与高血压

糖尿病是胰岛素分泌不足或胰岛素抵抗引起的一类疾病，包括血糖升高及血糖升高引起的并发症，临床上常见糖尿病合并高血压的患者。糖尿病与高血压共同存在的原因是共同的遗传背景和病理生理机制，以及潜在危险因素的重叠。共存协同增加了心血管疾病的发病率和死亡率。

（一）流行病学特点

高血压在糖尿病患者中很常见，其患病率取决于糖尿病的类型和持续时间，患者的年龄、性别、种族、体重指数（body mass index，BMI）、血糖控制史，以及肾脏病的存在。2020年，中国疾病预防控制中心进行的大规模人群调查研究显示，糖尿病的发生率随血压的升高而升高，当收缩压≤120 mmHg时，糖尿病的发病率最低为每年7.3/1000，糖耐量异常的发病率为每年13.8/1000；当收缩压≥140 mmHg时，糖尿病的发生率最高为每年20/1000，糖耐量异常的发病率为每年33.9/1000，证实高血压和糖尿病有明显的相关性。高血压合并糖尿病在临床中常见，约50%的高血压患者伴有高胰岛素血症或糖耐量异常。Liu等在原发性高血压的门诊患者中发现糖尿病的患病率达24.3%，远高于非高血压人群；在2型糖尿病患者中，有30%～50%合并高血压。也有研究报道，高达76.3%～80.0%的2型糖尿病患者同时患有高血压。

（二）病理生理机制

高血糖、高胰岛素血症（hyperinsulinism，HIS）、胰岛素抵抗、钙及钙代谢密切相关的甲状旁腺激素和甲状旁腺高血压因子等，以及高血压，会加剧糖尿病的发展，增加心血管疾病的发生风险和死亡风险。胰岛素抵抗作为形成代谢综合征和2型糖尿病的基础，是高血压和2型糖尿病之间关联性的重要指标。

胰岛素抵抗对肾脏及水钠代谢平衡的不良影响在高血压发生的病理过程中扮演重要角色。胰岛素血症可加强远曲小管对钠的重吸收、提高钠转运通道的表达、降低钠的排出，还可通过对近端小管钠-氢交换作用的增强促进水钠潴留的发生、发展，最终导致高血压。高胰岛素血症导致的氧化应激状态对高血压有一定促进作用，具体机制为主要通过使机体对血管收缩及加压物质（如血管紧张素Ⅱ等）反应增强而促进收缩压的升高。空腹血糖受损（impaired fasting glucose，IFG）也是高血压发生的危险因素。高血压患者常伴有肾素-血管紧张素-醛固酮系统（RAAS）活性增加，RAAS持续激活是导致高血压的一个重要因素，RAAS活性越高，空腹血糖水平越高，发生糖尿病的风险越大。

高血糖会促进糖在近曲小管的重吸收，伴随钠的重吸收，会增加机体内钠的容量，使血浆渗透压升高，从而使血容量增加，最终导致高血压。血糖与电解质相似，能引起血液中晶体渗透压升高，从而使血容量增加、血压升高。高血糖可激活RAAS，并导致肾纤维化。交感神经系统的活性可能是血压与血糖相关的另一个因素。

（三）临床诊断

糖尿病的诊断标准为糖尿病症状加任意血糖≥11.1 mmol/L，或空腹血糖≥7.0 mmol/L，或口服葡萄糖耐量试验（oral glucose tolerance test，OGTT）2小时血糖≥11.0 mmol/L。

高血压的诊断标准为在未使用降压药物的情况下，静息状态下3次非同日血压≥140/90 mmHg。

（四）治疗要点

1.对症降低血糖 包括口服降糖药物及胰岛素。新型降糖药物如口服钠-葡萄糖协同转运蛋白2（sodium-glucose co-transporter type 2，SGLT2）抑制剂和注射胰高血糖素样肽-1（glucagon-likepeptide-1，GLP-1）受体激动剂，对心血管有益处，这些药物的心脏保护作用可部分归因于其适度的降压作用。上述药物可使收缩压和舒张压显著降低，对夜间血压的影响比日间更有效。

目标血糖：空腹血糖应降至7.0 mmol/L以下，或糖化血红蛋白（glycosylated hemoglobin，HbA1c）降至7%。如果低密度脂蛋白胆固醇（low-density lipoprotein cholesterol，LDL-C）＞1.8 mmol/L（糖尿病伴靶器官损伤）或＞2.6 mmol/L（糖尿病无并发症），应使用降脂药物。

2.高血压的推荐治疗 ①若血压处于（140～160）/（90～100）mmHg，患者应改变生活方式并进行单一药物治疗，优选血管紧张素转化酶抑制剂、血管紧张素Ⅱ受体阻滞剂，尤其是合并蛋白尿或肾病及有心血管风险因素者。②若血压≥160/100 mmHg，起始使用2种药物治疗。如果合并蛋白尿，优选血管紧张素转化酶抑制剂、血管紧张素Ⅱ受体阻滞剂，联合治疗首选钙通道阻滞剂，其次联合小剂量噻嗪类利尿药［对于血肌酐水平＞265 μmol/L或估算肾小球滤过率（eGFR）＜30 ml/（min•1.73m^2）者，宜选袢利尿药］；如果没有蛋白尿，应在起始治疗药物的基础上加用其他药。对于有心绞痛或陈旧性心肌梗死的患者，可联合使用β受体阻滞剂。如果血压不达标，可以给予3种降压药，优选RAAS抑制剂+钙通道阻滞剂+利尿药。③高血压患者的心率宜控制在静息状态下＞80次/分；对于血糖升高和血脂异常者，推荐使用β和α_1受体阻滞剂，如阿罗洛尔、卡维地洛。

3.降压目标 《中国2型糖尿病防治指南（2017年版）》建议糖尿病患者的目标血压宜控制在130/80 mmHg；对于老年或伴有冠心病的糖尿病患者，血压可根据具体情况相应地放宽标准至＜（140～150）/90 mmHg；对于有肾、眼和脑血管损伤的糖尿病患者，血压应＜130/80 mmHg；对于有并发症或药物不良反应的患者，在不发生药物不良反应的情况下应采用更严格的目标血压（如＜120/80 mmHg）；更低的目标血压对于有心血管疾病高风险的患者有益，故应尽可能使用更低的目标血压。

4.没有蛋白尿和高血压的糖尿病患者 若RAAS抑制剂（如血管紧张素转化酶抑制剂、血管紧张素Ⅱ受体阻滞剂）并没有阻止糖尿病肾病的发展，不建议使用RAAS抑制剂进行预防和治疗。

5.高血压的管理

（1）合理膳食，多运动，戒烟、酒，行低盐、低脂饮食等，控制体重。

（2）控制血糖、血压在目标范围内，进行降脂治疗。

（3）定期检测血压、血糖，复查肝肾功能、血脂、电解质、尿酸、尿蛋白、尿微量白蛋白/肌酐等指标的变化，进行眼底检查、颈动脉超声检查等。

二、甲状腺功能亢进症与高血压

甲状腺功能亢进症指甲状腺呈现高功能状态，持续产生和释放过多的甲状腺激素，引起高代谢和交感神经系统兴奋性增加的一系列临床症状。甲状腺功能亢进症可以引起心脏损害，主要表现为心脏增大、心律失常、高血压及心力衰竭等。

（一）流行病学特点

在继发性高血压患者中，甲状腺功能亢进症患者约占13%。国外有研究报道，甲状腺功能亢进症患者的高血压发病率高于甲状腺功能正常患者的高血压发病率。

（二）病理生理机制

甲状腺激素直接作用于心肌细胞，提高心肌儿茶酚胺的作用和敏感性；同时，甲状腺激素分泌过多会使交感神经兴奋性增加，提高心肌儿茶酚胺的作用和敏感性，引起心动过速、收缩压增加。甲状腺功能亢进时，代谢也亢进，外周组织耗氧量增加，致使外周血管扩张、动静脉交通支开放、阻力下降，使心脏舒张期大动脉的压力（即舒张压）下降，故脉压增大。

（三）临床诊断及鉴别诊断

1.临床诊断 典型的临床症状即可诊断。对于没有典型临床症状的患者，依靠测定甲状腺激素和一些特殊检查（如甲状腺摄^{131}I检查）即可诊断。

2.鉴别诊断

（1）嗜铬细胞瘤：其高代谢症状、心动过速、多汗酷似甲状腺功能亢进症。嗜铬细胞瘤导致的高血压发病率较高，一般舒张期血压升高常见，血尿儿茶酚胺及其代谢产物升高，且无甲状腺肿大，检查甲状腺功能正常。

（2）原发性高血压：一般起病缓慢，有家族史，体格检查时发现血压升高，无高代谢综合征，甲状腺功能相关检查结果正常正常，可助鉴别。

（四）治疗方法

1.清淡饮食 低盐、低碘饮食。

2.治疗原发病　甲状腺功能亢进症的治疗一般有抗甲状腺药物、放射性碘治疗及甲状腺次全切除术，医师可根据相关指南选择相应的治疗方案。

3.对症处理高血压、心力衰竭及心房颤动　高血压的治疗优选β受体阻滞剂和利尿药。β受体阻滞剂主要为非选择性β受体阻滞剂，可同时阻断β_1和β_2受体，如普萘洛尔。心力衰竭的治疗可选择利尿药（降低前负荷）和血管扩张剂（如硝酸甘油、硝普钠等，可加强心肌的收缩力）。心房颤动的治疗可选择转复（＜48小时）、降低心室率及抗凝治疗。

三、甲状旁腺功能亢进症与高血压

甲状旁腺功能亢进症是由甲状旁腺腺瘤、增生或腺癌引起的甲状旁腺激素分泌过多的疾病，其典型临床表现包括反复发生的肾结石、骨质疏松、消化道溃疡、乏力明显、恶心、呕吐及神经精神症状等。

（一）流行病学特点

目前，我国没有甲状旁腺功能亢进症发病率的报道。国外报道，其发病率高达1/1000～1/500；该病女性（大多数为绝经后女性）多见，男女比例为1∶3，发病率随年龄增长而增加。甲状旁腺功能亢进症患者约有1/3合并高血压。

（二）病理生理机制

甲状旁腺功能亢进症主要的病理生理机制是甲状旁腺分泌过多的甲状旁腺激素，其与骨和肾脏的甲状旁腺激素受体结合，使骨吸收增加、钙释放入血、肾小管回吸收钙的能力增加，并增加肾脏1,25双羟维生素D_2的合成，后者作用于肠道并增加肠钙的吸收，导致血钙升高。高钙血症促进平滑肌收缩、血管钙化，引起血压升高。

（三）临床诊断要点

1.钙代谢紊乱所致的全身症状 主要的临床表现有骨关节疼痛、病理学骨折、反复泌尿系统感染及泌尿系统结石。此外，高钙血症会促进血压升高、心律失常，还会引起肌力下降、肌肉疼痛等。

2.对于临床上高度怀疑甲状旁腺功能亢进症者，进一步做定性检查

（1）血钙和离子钙：血钙水平升高（＞2.7 mmol/L），可呈持续性升高，应注意白蛋白对血钙水平的影响；离子钙不受白蛋白影响，正常为（1.18±0.05）mmol/L。

（2）血清磷：该指标多数＜1 mmol/L。对氯的重吸收增加，会导致高氯血症，血氯/血磷比值会升高，通常＞33。

（3）血清碱性磷酸酶：该指标升高提示骨骼受损。

（4）血清甲状旁腺激素：对诊断至关重要，高于正常或正常范围高限水平则高度怀疑甲状旁腺功能亢进症。

（5）骨X线片检查：可发现骨质疏松、骨质软化等。

（6）甲状旁腺超声检查：是定位诊断的有效手段，患者可进一步行细针穿刺检查。

（7）放射性核素及计算机体层成像（CT）、磁共振成像（MRI）检查：有助于诊断。

（8）正电子发射体层成像（positron emission tomography，PET）/CT：可以反映甲状旁腺的代谢情况，其分辨率更高，耗时更少。

甲状旁腺功能亢进症的诊断成立后，医师还需要考虑发生病变的甲状旁腺的性质，因为不同病理类型所选择的术式和术后管理均不同，病变性质主要依赖于术前穿刺病理学检查或术中冷冻快速病理学检查的诊断。

（四）治疗方法

对于甲状旁腺功能亢进症引起的高血压，应先治疗原发病，如果治疗后血压仍高于正常值，给予对症治疗。

1.甲状旁腺功能亢进症的治疗　包括手术治疗和药物治疗。

（1）手术治疗：手术切除甲状旁腺是原发性甲状旁腺功能亢进症患者首选的治疗方法，也是唯一可能治愈的手段。对于因高龄、心肺功能差而不适合手术的患者，可选甲状旁腺介入治疗。

（2）药物治疗：适用于不能手术、无症状的原发性甲状旁腺功能亢进症患者。可使用双膦酸盐、雌激素、选择性雌激素受体调节剂及拟钙化合物等治疗原发病，并对症治疗高血压、高血钙等。

1）双膦酸盐：能抑制骨吸收、减少骨丢失、增加骨密度。适用于骨量减少或骨质疏松但不能手术的原发性甲状旁腺功能亢进症患者，常用的药物有阿仑膦酸钠片（70 mg，1次/周，口服），也可使用静脉制剂，静脉使用双膦酸盐是迄今为止最有效的治疗高钙血症的方法。

2）雌激素：能抑制骨转换、减少骨丢失、增加骨密度，常用的药物有结合雌激素和雌二醇。

3）选择性雌激素受体调节剂：临床上使用雷洛昔芬，主要用于治疗绝经后骨质疏松，作用效果还有待于进一步研究。

4）拟钙化合物：西那卡塞能激活甲状旁腺上的钙敏感受体，从而抑制甲状旁腺素分泌，降低血钙，也可以降低血压，但不能改善骨密度。剂量为30 mg，2次/天。

5）降钙素：用于治疗高钙血症，其起效快、不良反应少，但效果不如双膦酸盐显著。使用降钙素2～6小时，血钙可平均下降0.5 mmol/L。常用剂量：鲑鱼降钙素5～10 U/kg，分1次或2次进行皮下或肌内注射。长期治疗可以使用鲑鱼降钙素鼻喷剂。对于血钙＞3.5 mmol/L的原发性甲状旁腺功能亢进症患者，应进行急诊处理、及时扩容、补充0.9%氯化钠溶液和呋塞米促尿钙排泄，并及时使用双膦酸盐类药物或降钙素类药物，甚至行血液透析或腹膜透析治疗。

2.高血压的治疗　首选钙通道阻滞剂、血管紧张素转化酶抑制剂。盐皮质激素受体拮抗剂（依普利酮）可以使血压降低，但甲状旁腺激素水平无明显变化。西那卡塞也可以降低血压。甲状旁腺切除术可使血压降低或减少降压药物的使用。

四、先天性肾上腺皮质增生症与高血压

先天性肾上腺皮质增生症（congenital adrenal hyperplasia，CAH）是一组由肾上腺皮质类固醇合成通路各阶段、各类催化酶缺陷引起的以皮质类固醇合成障碍为主的常染色体隐性遗传性疾病。CAH以21-羟化酶缺陷症（21-hydroxylase deficiency，21-OHD）最常见，其有发生致命性肾上腺失盐危象的风险，但其有确定的治疗药物。在CAH中，11β-羟化酶缺乏症和17α-羟化酶缺乏症可引起高血压。

（一）流行病学特点

在全球范围内，活产新生儿发生CAH的概率为1/15 000～1/10 000，以21-羟化酶缺乏症最为常见，占90%～95%；11β-羟化酶缺乏症占3%～8%；17α-羟化酶缺乏症比较罕见，约占1%。

（二）病理生理机制

1.11β-羟化酶缺乏症　其由*CYP11B1*基因突变引起，会导致11β-羟化酶失活、皮质醇合成不足及肾上腺雄激素合成过多，由于脱氧皮质酮（deoxycorticosterone，DOC）的盐皮质激素作用，2/3的典型CYP11B1患者在儿童中期会出现高血压，很少出现低钾血症，也不易出现肾上腺危象。

2.17α-羟化酶缺乏症　其由*CYP17A*基因突变引起，CYP17A的缺乏会使糖皮质激素和肾上腺源性激素生成减少，为生成足够的具有较弱糖皮质激素作用的肾上腺皮质酮去代替皮质醇，脱氧皮质酮的含量会急剧升高，脱氧皮质醇有盐皮质激素作

用，可导致高血压、低钾血症及性腺功能减退等。

（三）临床诊断要点

凡出生时外生殖器畸形、阴蒂肥大、阴茎粗大或有失盐、体重不增加或外阴难以辨认性别的新生儿，应怀疑CAH。对于临床上存在高血压、低钾血症且伴有性发育异常的患儿，医师应考虑17-羟化酶缺陷症的可能。基因检测可以帮助确诊。

实验室检查：17-羟孕酮（17-hydroxyprogesterone，17-OHP）水平与皮质醇水平是筛查指标。典型CAH患者的血17-OHP水平通常超过100 μg/L；对于非典型CAH患者，随机的血17-OHP水平可能正常，需要进一步行促肾上腺皮质激素（adrenocorticotropic hormone，ACTH）刺激试验来观察17-OHP水平的变化。

（四）治疗

1.糖皮质激素替代治疗　其是典型CAH的主要治疗药物。糖皮质激素替代治疗可以有效减少ACTH和雄激素的过多分泌。一般情况下，典型CAH患者可使用小剂量氢化可的松［10～20 mg/（m^2·d）］，并加用盐皮质激素（常用9α-氟氢可的松）以维持水钠代谢平衡。该类患者应从青春期开始补充性激素。

2.盐皮质激素替代治疗　失盐型CYP21酶缺陷症患者还需要补充盐皮质激素以维持水钠代谢平衡，常用的盐皮质激素为9α-氟氢可的松，通常替代剂量为0.05～0.15 mg/d，婴幼儿的替代剂量可为0.15～0.30 mg/d。严重失盐者可每天静脉滴注氢化可的松100 mg/m^2和0.9%氯化钠溶液，或肌内注射醋酸去氧皮质酮。该类患者应从青春期开始补充性激素。

3.外科治疗　对于药物治疗不能控制的难治性CAH患者，肾上腺切除术是一种可选的治疗方法。

第13章 大血管疾病与高血压

一、主动脉夹层与高血压

（一）流行病学特点

多项研究均指出，未控制的高血压是主动脉夹层（aortic dissection，AD）主要的危险因素之一。为期10年的牛津血管研究指出，AD的发病率约为每年6/10万，且发病率随年龄增长而升高；AD患者的男女比例为1.5∶1，且女性的发病年龄显著高于男性。在瑞典的一项研究中，男性的AD发病率为16.3/10万，女性为9.1/10万，22%的AD患者在到达医院前死亡，接受手术治疗的AD患者的30天死亡率为22%，远期生存率为66%，其中60岁以上患者的死亡率更高。

急诊资料显示，在每1000例出现急性背痛、胸痛或腹痛的患者中，最终会诊断出3例急性主动脉夹层（acute aortic dissection，AAD）。AAD大多发生在年龄50～65岁的人群中。但临床中，老年患者和年轻患者在升主动脉夹层上有一些显著差异。年龄较大的AAD患者更容易出现动脉粥样硬化、主动脉动脉瘤、医源性解剖或壁内血肿。年龄较小的患者有高血压病史的可能性要更小，患结缔组织病（如马方综合征）的可能性要更大。此外，尽管女性AAD患者发病较晚且预后较差，但男性AAD患者的发病率是女性的3倍。

67.3%的AD患者在发病前服用过降压药物，但总体来说血压控制较差。在AD发生前的5年中，56.0%的患者有过血压高于140/90 mmHg的记录，46.0%的患者有过至少1次收缩压超过180 mmHg的记录。Stanford A型AD患者在患病前血压越高，院前死亡的概率就越高。

（二）病理生理机制

AD被定义为由壁内出血引起的主动脉壁中层破坏，并形成相通或不通的真腔和假腔。主动脉壁由3层组成，即内膜、中膜和外膜。不断暴露于高压力和剪切应力下会导致易感患者的主动脉壁变弱，从而导致内膜撕裂。大多数情况下，这一过程起源于主动脉内膜破损，血液由此进入中膜。血栓在中膜内形成后，炎症反应会使平滑肌细胞进一步凋亡，弹性纤维继续降解，增加中膜破裂的风险。升主动脉夹层向近心端蔓延可引起低灌注综合征、心脏压塞、主动脉瓣关闭不全及急性心肌缺血等严重并发症；向远心端蔓延可波及无名动脉、左颈总动脉及左锁骨下动脉，引起相应血管缺血。降主动脉夹层延展可引起肾脏、消化系统及下肢缺血。

（三）临床诊断要点及鉴别要点

AD的诊断需要结合患者的临床表现、验前概率、实验室检查和影像学检查的结果。

AD的初始评估需要详细的病史采集和体格检查。对脑、心脏、腹部及四肢进行详细评估可以大致推断出AD的位置和撕裂程度。AD的排除在很大程度上依赖验前概率。2010年美国心脏协会（AHA）/美国心脏病学会（ACC）发布的相关指南和2014年欧洲心脏病学会（ESC）发布的相关指南均推荐将验前概率作为AD诊断的重要工具之一。其评估基于3个方面的数据（表13-1），即危险因素、疼痛特点和体格检查。此外，临床还使用早期初步评估主动脉夹层的评分系统（表13-2）来诊断AD，相关指标包括突发胸痛、双上肢血压差、胸部X线片见主动脉影或纵隔增宽及D-二聚体水平升高，将每个指标的得分累加，得分越高，个体患AD的风险越大，医师据此在诊断思路中做出相应调整，选择合适的辅助检查手段。

表13-1 验前概率的评估

危险因素	疼痛特点	体格检查
马方综合征或其他结缔组织病 主动脉疾病家族史 已知主动脉瓣疾病 已知胸主动脉瘤 主动脉及心脏手术史	胸部、背部、腹部疼痛的特点： ①突发； ②疼痛距离； ③撕裂样	灌注不足的表现： ①脉搏短绌； ②收缩压不等； ③节段性神经功能异常（伴随疼痛） 主动脉舒张期杂音（新发并伴随疼痛） 低血压或休克

表13-2 早期初步评估主动脉夹层的评分系统

指标	评分			
	0分	1分	2分	3分
突发胸痛	无	轻	中	重
血压（mmHg）	＜140/90	（140～159）/（90～99）	（160～179）/（100～109）	＞180/100
双上肢血压差（mmHg）	0	0～4	5～10	＞10
胸部X线片见主动脉影或纵隔增宽	增宽即3分，否则为0分			
D-二聚体水平升高（mg/L）	＜0.5	0.5～2.4	2.5～4.9	＞5.0

注：如果患者出现转移性胸痛，无论轻重，都计3分。评分范围为0～15分，以6分为标准，0～5分不考虑主动脉夹层，6～15分考虑主动脉夹层

血浆平滑肌肌球蛋白重链、D-二聚体、超敏C反应蛋白等

生物标志物在AD的诊断中很有价值，但仍需要大样本的前瞻性研究来证实。除此之外，医师还应给予心肌损伤标志物、血肌酐、乳酸、谷丙转氨酶、谷草转氨酶等检查以鉴别诊断或明确有无并发症。心电图、胸部X线片等检查应常规进行，可以为诊断主动脉疾病提供进一步的证据或提供鉴别诊断思路。此外，这些检查的常规研究还可以帮助区分引起胸痛的其他可能原因，但可能会产生误导。有研究发现，8%的AAD患者出现了与急性心肌梗死相符的心电图结果。有研究认为，AD高风险患者应进行主动脉影像学检查，包括经胸或经食管主动脉彩色多普勒超声、胸部计算机体层成像（CT）或磁共振成像（MRI）。此外，由于部分AD患者需要手术治疗，其可一并检查手术所需要的项目，以避免延误治疗。

最初的评估应排除致死性疾病，如心肌梗死、心脏压塞、心脏或主动脉破裂等。AD还应与急性肺栓塞、急性心包炎、气胸、脑卒中及急腹症等疾病相鉴别。

（四）常规治疗及治疗的特殊点

及时治疗至关重要。对于所有的AD患者，医师都应当第一时间给予镇痛、稳定血流动力学的治疗。对于血压高、无休克的AD患者，应尽快控制血压和心率，首选静脉注射β受体阻滞剂，将收缩压维持在120 mmHg以下，目标是在维持灌注的情况下尽可能降低血压，防止主动脉壁进一步撕裂。AD导致的低血压休克的治疗方法有限，医师首先应积极给予补液扩容，必要时可以给予血管升压素，但其存在使AD扩大的风险。对于低血压的AD患者，静脉输注液体是合理的第一选择。如果需要，医师可以添加血管升压素以维持足够的灌注，但可能会进一步导致假腔扩散。医师应避免给予AD患者正性肌力药，因其可能会增加心室收缩力和速率，从而加剧主动脉壁应力。低血压是AD患者行手术的指征。急性Stanford A型AD患者和有并发症的B型AD患者应尽快进行手术。对于血流动力学稳定的AD患者，医师应继续密切监测其生命体征，控制其血压及心率，使其逐步过渡至口服药物治疗。目前认为，AD可以分为急性期（0～14天）、亚急性期（15～90天）和慢性期（90天后）。慢性期AD患者的血压应控制在130/80 mmHg以下，且患者应避免做提重物等体力活动。AD患者的首选治疗药物为β受体阻滞剂，其能够减缓夹层动脉瘤的变性，减少晚期AD的相关手术。

（五）最新进展

一项纳入20例受试者的研究发现，高血压可以导致主动脉壁机械性质的改变，长期的张力导致主动脉壁硬化、弹性纤维降解，使高血压患者发生AD的概率增加。2017年，AHA/ACC联合其他9个临床医学专业学会发布的《成人高血压预防、检测、评估和处理指南》提出，β受体阻滞剂的使用可以提高伴有高血压的AD患者的远期生存率，而血管紧张素转化酶抑制剂不能改善生存率。对于夜间血压控制不佳，尤其是夜间收缩压超过124 mmHg的患者，再发心血管事件的可能性升高。一项回顾性观察研究表明，血压波动是AD的独立危险因素。对于80岁以上有明显假腔的AD患者，手术治疗的生存率及生存质量远超非手术治疗。主动脉疾病患者是否应进行适当的体育锻炼目前仍存在争议，需要更多的前瞻性研究提供证据。在小鼠模型中，适度运动而不是剧烈运动，已被证明有利于AD的保护。

二、外周动脉疾病与高血压

广义的外周动脉疾病（peripheral arterial disease，PAD）包括除心脑动脉以外所有动脉的疾病，但通常外周动脉疾病指下肢动脉粥样硬化性闭塞症，又称为下肢动脉疾病（lower extremity artery disease，LEAD），其包含从无症状PAD到慢性肢体重度缺血的一系列临床表现。

（一）流行病学特点

截至2010年，全球约有2亿PAD患者，其中69.7%居住于中低收入国家，太平洋西岸各国共有约4590万PAD患者。在高收入国家中，45～49岁女性发生PAD的概率为5.28%，男性为5.41%；85～89岁女性发生PAD的概率为18.38%，男性为18.83%。在中低收入国家中，男性发生PAD的概率低于高收入国家，45～49岁男性发生PAD的概率为2.89%，85～89岁为14.94%。中低收入国家的女性发生PAD的概率高于男性，尤其是年轻女性，45～49岁女性发生PAD的概率为6.31%，85～89岁为15.22%。大多PAD患者于50岁后发病，65岁后发病率呈指数增长。

一些心血管危险因素大大促进了PAD的发生，如吸烟、糖尿病、高血压及高脂血症等。其他危险因素尚不明确。单独发生的PAD可以被视为心血管事件风险的标志。PAD还与心房颤动、心力衰竭等疾病有一定关联。

（二）病理生理机制

PAD的本质是动脉粥样硬化病变。目前认为，内皮损伤是动脉粥样硬化的始动因素。导致PAD的各种危险因素均会损伤内皮细胞，使其功能紊乱、表面抗血栓形成的特性发生改变及促凝性增加。此外，内皮来源的血管收缩因子与扩张因子平衡发生倾斜，血管易痉挛。内皮细胞功能改变引起了严重的细胞间相互作用，逐渐形成粥样硬化斑块，使管腔狭窄、相应器官缺血。

（三）临床诊断要点及鉴别要点

下肢PAD起病时可以无任何症状，或仅有肢体发凉、麻木等不适。随着病情进展，30%～40%的下肢PAD患者可以出现典型的间歇性跛行（intermittent claudication，IC），即行走后下肢肌肉出现疲劳、不适、痉挛或疼痛等症状，休息10分钟即可缓解。下肢PAD中最严重的类型为慢性肢体重度缺血（chronic limb-threatening ischemia，CLTI），以患肢缺血性静息痛，伴或不伴组织缺损和感染为特点。一部分无症状的下肢PAD患者的血管病变已经十分严重，但可能因其他疾病不能进行体力活动，故并未表现出症状，或由于糖尿病等疾病使其感觉减退，称为隐匿性下肢PAD。临床常用Fontaine或Rutherford分级来评估下肢PAD。2017年ESC发布的相关指南强调根据伤口（W）、缺血程度（I）及足部感染（fI）的分级（WIfI分级）来预测下肢PAD患者的截肢风险。

欧洲多个临床医学专业组织均强调踝肱指数（ankle-brachial index，ABI）的重要性，并将其作为Ⅰ级推荐。当ABI＜0.9时，诊断下肢PAD的敏感性为68%～84%，特异性为84%～99%。若糖尿病及终末期慢性肾脏病患者的动脉硬化，则ABI可能并不降低，故需要行进一步的辅助检查来明确下肢PAD的诊断。此外，2017年ESC发布的相关指南还指出，ABI可作为心血管事件风险分级的工具。多普勒超声（Doppler ultrasound，DUS）、计算机体层血管成像、磁共振血管成像、数字减影血管造影（digital substraction angiography，DSA）等影像学方法可明确狭窄的位置和程度。足趾收缩压、趾肱指数及经皮氧分压均有助于下肢PAD的诊断，可作为补充。下肢PAD患者可以考虑进行其他部位血管病变的筛查，推荐等级为Ⅱa。

（四）常规治疗及治疗的特殊点

PAD的治疗需要针对局部病变和全身心脑血管事件风险2个方面来进行。预防总体心血管事件的发生至关重要，医疗机构需要对PAD患者进行多学科的联合管理。医师应当从非药物治疗和药物治疗2个方面来减少心血管事件的危险因素。非药物治疗包括戒烟、减轻体重及规律的体育锻炼等；药物治疗则包括控制血压、血脂、血糖，以及抗血栓形成等。当PAD患者的日常活动受限时，可以考虑血供重建术；对于肢端坏疽的患者，则应考虑截肢。

下肢PAD伴高血压患者的血压应控制在＜140/90 mmHg。降压过程应缓慢、渐进，防止患肢血流急剧下降。控制血压达标可降低下肢PAD伴高血压患者心脑血管事件的发生率，还能减缓局部病变进程、降低截肢率。降压药物首选钙通道阻滞剂和肾素-血管紧张素（RAS）抑制剂（血管紧张素转化酶抑制剂或血管紧张素Ⅱ受体阻滞剂），在降压的同时可以改善病变血管的内皮功能。选择性β_1受体阻滞剂在PAD合并高血压患者的治疗中有效，且并不会加剧患肢的缺血程度，故并非禁忌证。利尿药会减少PAD患者的血容量、增加血液黏滞度，故不推荐应用。

第14章
免疫系统疾病与高血压

自身免疫性疾病可以从疾病本身和治疗药物2个方面影响血压。疾病方面包括系统性或结缔组织病性肾损害（如红斑狼疮、硬皮病等）、因各种肾脏病导致的肾移植术后及大动脉炎引起的主动脉狭窄或肾动脉狭窄等；药物方面包括糖皮质激素、免疫抑制剂（如环孢素）及非甾体抗炎药等。

一、流行病学特点

以肾动脉狭窄为例，一项1999—2014年的研究调查了2047例肾动脉狭窄引起的高血压，其中259例（12.7%）是大动脉炎导致的，且肾动脉狭窄的最常见病因在不同年龄段中差别很大，≤40岁人群最主要的病因为大动脉炎，占比为60.5%，而40岁以上人群94.7%的病因为粥样硬化，大动脉炎的比例仅占3.8%。除了年龄，女性因大动脉炎导致肾动脉狭窄的比例也明显高于男性。

自身免疫性疾病的治疗通常需要使用糖皮质激素，但长期应用糖皮质激素将导致医源性库欣综合征。无论是医源性还是内源性，库欣综合征患者中约80%存在高血压。接受糖皮质激素治疗的患者中约20%出现了高血压，且其中一部分患者的病情十分严重。糖皮质激素诱发的高血压更常出现在老年人及有高血压家族史的人群中。环孢素导致的高血压在硬皮病患者中也很常见。

一项基于人群的大型研究发现，类风湿关节炎患者的高血压患病率（31%）高于普通人群（23%）。几项研究表明，系统性红斑狼疮患者的高血压患病率也较高。同样，硬皮病患者普遍患有高血压，特别是在有肾脏受累的情况下。自身免疫性疾病（包括系统性红斑狼疮、类风湿关节炎及硬皮病）会在个体免疫耐受丧失并随后产生自身抗体后发生。有趣的是，自身抗体与系统性红斑狼疮患者的高血压有关，原发性高血压与血清免疫球蛋白的增加和抗核抗体的增加有关。

二、病理生理机制

免疫性结缔组织病的共同特点是临床表现为多系统损害和血清中存在大量自身抗体，病理特点为累及大小不等的血管炎。当血管炎累及大动脉、肾血管及肾实质时，患者会出现不同程度的高血压。不同的免疫性结缔组织病发生继发性高血压的机制不完全相同，可分为：①病变累及肾动脉及其分支，肾脏供血不足，造成血管紧张素Ⅱ上升、血压升高，主要的疾病有系统性硬化病、结节性多动脉炎、大动脉炎、白塞病等。②病变累及肾实质，肾单位大量丢失，导致水钠潴留和细胞外容量增加，以及肾素-血管紧张素-醛固酮系统（RAAS）激活、排钠减少，导致高血压，而高血压又进一步升高肾小球内囊压力，形成恶性循环，加重肾脏病变。这类疾病包括狼疮肾炎、原发性干燥综合征、显微镜下血管炎及类风湿关节炎等。③病变直接累及大血管，如主动脉缩窄，这类疾病主要有大动脉炎、白塞病等。④非疾病本身的其他因素，如长期服用某些药物（如环孢素A、肾上腺皮质激素、非甾体抗炎药等）及因慢性炎症引起的肾淀粉样变等。

大动脉炎是指主动脉及其主要分支的慢性进行性非特异性炎性疾病，是引起血压升高的主要原因，达50%以上的大动脉炎患者并发高血压，或以高血压为首发表现。大动脉炎常累及主动脉及其主要分支，如头臂干、锁骨下动脉、椎动脉、颈动脉、肺动脉、冠状动脉及肾动脉等，导致相应部位血管狭窄甚至闭塞，从而引起相应症状和体征。病理表现为受累的血管可发生全层动脉炎。早期血管壁受淋巴细胞、浆细胞浸润，偶见多形核中性粒细胞和多核巨细胞。由于血管内膜增厚，导致管腔狭窄或闭塞，少数患者因炎症破坏动脉壁中层及弹力纤维和平滑肌纤维坏死，而发生动脉扩张、假性动脉瘤或夹层动脉瘤。

自身免疫性疾病常用的药物也可以导致高血压（表14-1）。

表14-1 自身免疫性疾病治疗中影响血压的药物

分类	常见药物	作用机制	治疗和注意事项
糖皮质激素	氢化可的松 泼尼松 地塞米松	皮质醇和皮质酮均具有盐皮质激素活性	注意血钾水平变化； 利尿药、钙通道阻滞剂、血管紧张素转化酶抑制剂、血管紧张素Ⅱ受体阻滞剂
免疫抑制剂	环孢素A 他克莫司	交感神经系统激活 血容量扩张时利尿反应迟钝 一氧化氮（NO）介导的血管舒张功能受损、内皮素释放增加 阻断神经钙蛋白后肾交感神经传入神经被激活	钙通道阻滞剂（可能增加血中环孢素的浓度） 多种降压药物联合使用（含氯压定）
非甾体抗炎药	吲哚美辛 布洛芬 保泰松	水钠潴留 减少循环中肾上腺素的含量 肾脏损伤	钙通道阻滞剂、血管紧张素转化酶抑制剂、血管紧张素Ⅱ受体阻滞剂

三、临床诊断要点及鉴别要点

免疫性结缔组织病导致的高血压多有较明确的免疫性结缔组织病史，如蛋白尿、血尿、肾功能异常、估算肾小球滤过率（eGFR）降低、肾脏大小或形态异常，且以上表现可早于高血压出现，血压常难以控制，必要时应行肾脏活检以明确诊断。

大动脉炎的临床表现缺乏特异性，主要取决于受累部位。大动脉炎累及肾动脉可引起肾动脉狭窄，导致肾血管性高血压，临床以舒张压升高为主要表现，腹部听诊可闻及肾动脉杂音；大动脉炎累及胸腹主动脉可导致主动脉严重狭窄，主要表现为上肢高血压、下肢脉弱或无脉及双下肢血压明显低于上肢［踝肱指数（ABI）＜0.9］，狭窄部位听诊可闻及明显杂音；大动脉炎累及升主动脉时，炎症破坏升主动脉壁中层，导致升主动脉扩张或升主动脉瘤，继发主动脉瓣相对关闭不全，患者可出现相应体征，如主动脉瓣舒张期杂音等，临床表现为收缩期高血压；长期动脉炎症可导致全身动脉硬化而出现高血压。大动脉炎也缺乏特异的血清标志物和监测疾病活动的可靠实验室指标，临床上习惯将C反应蛋白和动态红细胞沉降率（erythrocyte sedimentation rate，ESR）作为疾病活动的检测指标。计算机体层成像（CT）及磁共振成像（MRI）可显示受累血管病变，MRI还可通过血管壁的水肿情况反映疾病活动程度。对可疑受累的动脉进行血管造影可明确狭窄的部位、程度及侧支情况等。上述检查对大动脉炎的诊断具有重要价值。美国风湿病学会（American College of Rheumatology，ACR）的大动脉炎诊断（分类）标准包括：①发病年龄≤40岁；②肢体间歇性运动障碍；③肱动脉搏动减弱；④血压差＞10 mmHg；⑤锁骨下动脉或主动脉有杂音；⑥血管造影异常。符合上述6项中的3项即可诊断本病。

当血压控制良好的患者突然出现血压升高时，应考虑是否为药物引起的血压波动。通常情况下，药物引起的血压升高幅度不大且持续时间较短，但也有导致高血压急症的报道，医师诊断时需要仔细评估患者使用的处方药和非处方药。

四、常规治疗及治疗的特殊点

由于高血压在免疫性结缔组织病患者中具有较高的发病率，故在此类患者的首诊及治疗过程中，医师应提高筛查高血压的意识，一旦确诊高血压，除积极控制血压外，还需要治疗相应的原发性免疫性结缔组织病。免疫性结缔组织病患者的血压控制目标与其他人群相似。

已出现慢性肾脏病的患者，收缩压应当控制在130～139 mmHg，医师可根据个体的耐受程度调整。肾素-血管紧张素系统（RAS）抑制剂可以有效减轻蛋白尿，推荐使用的药物为1种RAS抑制剂与1种钙通道阻滞剂或利尿药搭配，不推荐同时使用2种RAS抑制剂。

大动脉炎并发的高血压应使用降压药物控制血压，以拮抗疾病本身和治疗药物引起的高血压。钙通道阻滞剂是安全有效的降压药物，血管紧张素转化酶抑制剂、血管紧张素Ⅱ受体阻滞剂应慎用于单侧或双侧严重肾动脉狭窄者。常规或单纯的降压治疗多难以控制血压，医师应积极强调对大动脉炎的治疗。所有的大动脉炎患者均应尽早进行足量糖皮质激素诱导缓解，维持3～4周后逐渐减量。免疫抑制剂与糖皮质激素联合应用可增加疗效，患者在使用过程中医师应严密监测其血常规、尿常规及肝肾功能，警惕骨髓抑制、肝功能损害等不良反应。对于已存在严重动脉狭窄的患者，可考虑在疾病活动控制后行血管重建术，首选腔内治疗，失败者可进行开放手术治疗。大动脉炎致继发性高血压并不少见，而患者的预后也与高血压的控制程度及其造成的相应器官并发症相关。因此，临床医师应充分掌握大动脉炎致继发性高血压的相关诊治要点并予以积极治疗，从而提高患者的生活质量并改善其预后。

长期使用糖皮质激素、非选择性非甾体抗炎药、环氧合酶Ⅱ抑制剂及某些可改变疾病的抗风湿药都与高血压的发生风险增加有关。对于药物引起的高血压，停药一般可以使患者的血压恢复正常；若无法停药，则应增加适当的降压药物以控制血压。环孢素可以替换为他克莫司，这种药物的升压作用弱于环孢素，雷帕霉素和霉酚酸酯则几乎没有肾毒性和升压作用。

第15章

肿瘤与高血压

一、流行病学特点

目前，越来越多的证据提示高血压与肿瘤之间具有一定相关性，两者的流行病学特点及病理生理机制相似。高血压与肿瘤的危险因素相似，如年龄、吸烟、糖尿病、高脂血症及肥胖等；而高血压本身可能就是肿瘤发生的危险因素，并参与肿瘤发生的过程。

国内外均有研究提示，与非高血压患者相比，高血压患者发生肿瘤的风险更高；同时，血压每升高10 mmHg，男性患者的癌症死亡风险可增加12%，女性患者的癌症死亡风险可增加6%，且与肾癌有较强的相关性。而癌症患者的高血压患病率则与一般成人人群相似。另外，肿瘤患者合并高血压、糖尿病等疾病时，亦可以严重影响肿瘤的护理和临床结局。合并高血压的肿瘤患者在进行抗肿瘤治疗时发生心血管功能障碍的风险可能更高。

近年来，有研究提示，抗肿瘤药物也与高血压的发生、发展密切相关。而降压药物在人体内的长期暴露是否会引起DNA损伤，甚至诱发基因突变、导致肿瘤发生，也是临床关注的一个问题。

二、肿瘤患者的高血压诊断标准

结合目前的相关文献，肿瘤患者的高血压诊断标准仍为：在未使用降压药物的情况下，诊室收缩压/舒张压≥140/90 mmHg。

24小时动态血压的高血压诊断标准为：平均收缩压/舒张压24小时内≥130/80 mmHg，日间≥135/85 mmHg，夜间≥120/70 mmHg。家庭自测血压的高血压诊断标准为：收缩压/舒张压≥135/85 mmHg。

部分合并高血压的肿瘤患者同时需要接受化疗。参照美国国家癌症研究所（National Cancer Institute，NCI）发布的化疗常见毒性分级标准中关于高血压的评分标准，应给予相应处理，具体包括：0分为无或无变化；1分为无症状，舒张压呈一过性升高＞20 mmHg，既往正常血压升高至＞150/100 mmHg，无须治疗；2分为经常出现或持续出现或有症状，舒张压升高＞20 mmHg或既往正常，血压＞150/100 mmHg，无须治疗；3分为需要治疗；4分为高血压危象。

三、与高血压发病相关的肿瘤的诊治

肾上腺肿瘤、嗜铬细胞瘤等内分泌系统肿瘤与高血压的发病相关，少见的肾素瘤、垂体肿瘤等亦与高血压的发病相关。

四、抗肿瘤药物与高血压的相关研究进展

肿瘤的化疗引入了具有抗血管生成作用的靶向药物——血管生成抑制剂（intussusceptive angiogenesis，IA）。但大量研究发现，高血压是IA的主要不良反应之一，此类药物主要包括血管内皮生长因子信号通路阻断剂（如苏尼替尼、索拉非尼、安罗替尼等）和血管内皮生长因子受体抗体（如贝伐珠单抗等）。IA引发高血压的概率为19%～47%。

高血压是贝伐珠单抗最常见的心脏毒性反应，可发生在治疗过程中的任何阶段，且与剂量相关，其总发生率为4%～35%。在应用安罗替尼治疗非小细胞肺癌的临床试验中，55%的患者出现了高血压。有研究显示，与安慰剂组相比，应用新型激素制剂

治疗的前列腺癌患者的总体高血压及严重高血压（NCI毒性分级评分为3～4分）发病率均显著增加，提示此类药物可能诱发高血压。其他用于肿瘤治疗的药物（如促红细胞生成素和非甾体抗炎药）及颈椎放疗等，也会导致患者血压升高。

参照国内外学者的建议，肿瘤患者在使用IA治疗期间可考虑从以下方面监测和控制血压：①在用药前，监测基线血压。对于那些在治疗前就有高血压的肿瘤患者，在开始IA治疗前，应将血压控制在150/100 mmHg以下；而对于已有高血压并发症（如脑血管意外、肾病等）的患者，可能需要更严格的血压控制。②用药期间，医师应加强对肿瘤患者的血压监测。建议在药物输注前、期间、结束时及结束1小时后分别进行血压评估。NCI建议肿瘤患者在使用IA化疗的第1个周期、治疗期间的每周和治疗期后至少每2～3周监测血压。此外，对于那些在治疗期间发生高血压或原有高血压加剧的患者，在停止IA治疗后，仍应规律监测血压。血压监测可以采用常规临床监测（如诊室血压，必要时监测24小时动态血压）或家庭自测血压监测。③如果肿瘤患者出现了高血压，应根据不同情况采取不同的降压处理。若肿瘤患者发生了中度以上的高血压（收缩压/舒张压＞160/100 mmHg），应暂停使用IA，并进行降压治疗，直到血压恢复到治疗前的水平或低于150/100 mmHg，方可恢复IA治疗；若肿瘤患者的高血压经治疗1个月后仍未控制好或发生高血压危象，则应永久停用抗血管生成药物。

五、降压药物与肿瘤的相关研究进展

现有研究提示，降压药物与肿瘤的复发、转移及肿瘤相关性死亡率等存在一定相关性。

（一）利尿药

常用的利尿药可分为噻嗪类利尿药、噻嗪样利尿药及袢利尿药。在使用2年氢氯噻嗪的小鼠的致癌性实验中，可见肝癌的发生率增加；而吲达帕胺的致癌性实验结果为阴性。在使用2年呋塞米的小鼠的致癌性实验中，雌性小鼠的乳腺癌发生率增加，雄性大鼠罕见肿瘤发病率增加。

噻嗪类利尿药有光敏感结构，可导致DNA氧化损伤及环丁烷嘧啶二聚体（cyclobutane pyrimidine dimer，CPD）形成，诱导皮肤光敏感部位发生肿瘤。Friedman等的研究发现，氢氯噻嗪使用时间超过5年的人群罹患唇癌的风险是对照组的4倍。目前，国际癌症研究机构（International Agency for Research on Cancer，IARC）已将氢氯噻嗪分级为"可能对人体有致癌性"。

2017年，来自丹麦南部大学和丹麦癌症协会的学者们利用国家数据库检索了超过80 000例被诊断为非黑色素瘤皮肤癌的患者，结果发现，氢氯噻嗪增加了鳞状细胞癌和基底皮肤癌的发生风险。2019年3月，英国和爱尔兰高血压学会发布了《氢氯噻嗪与皮肤癌风险的科学声明》，对氢氯噻嗪的应用与皮肤癌的发生风险增加的相关性进行了分析，认为噻嗪型（苄氟噻嗪）和噻嗪样（吲达帕胺）利尿药在内的其他利尿药的应用与皮肤癌的发生风险增加无关。

对于已接受噻嗪类利尿药治疗、血压稳定且控制良好的患者，可以继续治疗。对于曾患有皮肤癌并使用氢氯噻嗪的患者，建议其进行定期检查，应检查所有可疑的皮肤损伤或痣，并建议其避免暴露于阳光和紫外线下，且暴露时可进行适当的保护措施，以降低皮肤癌的发生风险。

（二）β受体阻滞剂

目前，常用的β受体阻滞剂包括普萘洛尔、阿替洛尔等。阿替洛尔的小鼠18个月致癌性实验和大鼠18个月或24个月致癌性实验的结果均为阴性，但另一项大鼠的2年致癌性实验可见肾上腺髓质良性肿瘤的发生率增加。此外，雌性大鼠可见乳房纤维腺瘤的发生率增加，雄性大鼠可见甲状腺髓样癌的发生率增加。

β受体活化后可以通过促进血管表皮生长因子（vascular endothelial growth factor，VEGF）的表达加速血管生成，有利于肿瘤细胞的生长、转移。因此，抑制β受体活化可能产生抑制肿瘤的效果。大规模的流行病学研究发现，肿瘤患者中因高血压、心血管系统疾病口服β受体阻滞剂者与未口服β受体阻滞剂者相比，前者的肿瘤远处转移率低于后者，且其总生存期也有较大优势。另一项临床回顾性队列研究提示，β受体阻滞剂可降低乳腺癌的致死率，并降低复发/转移风险，但生存率并没有受到影响。另有研究分析了1425例难治性卵巢癌患者的数据，发现接受β受体阻滞剂治疗的患者的中位生存期延长了5个月；同时，服用非选择性β受体阻滞剂者比服用选择性β受体阻滞剂者生存期增加了1倍以上。还有研究对1762例大肠癌和1708例未患癌症的人群进行了随访研究，结果未发现β受体阻滞剂降低了结直肠癌的发生风险。

β受体阻滞剂能够对肿瘤的侵袭、转移起到抑制作用，还能增加卵巢癌患者的生存时间。

（三）钙通道阻滞剂

钙通道阻滞剂按结构可分为二氢吡啶类及非二氢吡啶类。在二氢吡啶类钙通道阻滞剂中，氨氯地平、硝苯地平等致癌性动物实验结果均为阴性，而拉西地平和非洛地平则均出现了大鼠良性睾丸间质细胞瘤增加。在非二氢吡啶类钙通道阻滞剂中，维拉帕米和地尔硫䓬的非临床评估均未见致癌性相关风险。

临床研究则提示，钙通道阻滞剂可能与肿瘤的发生相关。Rotshild等的研究发现，使用钙通道阻滞剂后患者的肺癌风险轻微增加，且肺癌的发生率随用药时间的延长而增加（$P < 0.001$)。另外，硝苯地平也具有光敏感结构，可能与皮肤癌的发生相关。有研究显示，硝苯地平用药人群的唇癌发病率是对照组的2.5倍。另有研究评估了55～74岁绝经后女性应用不同级别的降压药物与乳腺浸润性导管癌和乳腺浸润性小叶癌的相关性，结果发现，

长期应用钙通道阻滞剂与乳腺癌的发生风险相关，且在应用不同类型的钙通道阻滞剂时无明显差异。而利尿药、β受体阻滞剂及血管紧张素受体转化酶抑制剂均无此种相关性。

现有研究多为小样本观察性研究，不主张对于已经长期使用钙通道阻滞剂治疗的高血压患者改变临床用药方案。目前，钙通道阻滞剂仍是一线的降压药物选择之一。

（四）血管紧张素转化酶抑制剂

血管紧张素转化酶抑制剂可抑制肾素-血管紧张素系统（RAS）中血管紧张素转化酶的活性，减少血管紧张素Ⅱ的生成。目前，血管紧张素转化酶抑制剂非临床致癌性试验的结果均为阴性。

动物研究显示，低剂量的培哚普利就可抑制小鼠头颈癌的生长及血管新生。Lever等的研究显示，长期服用血管紧张素转化酶抑制剂（如卡托普利、依那普利）的患者的乳腺癌和肺癌比例较低。Prontera等的研究也发现，卡托普利可抑制大鼠纤维肉瘤的生长及血管新生，主要通过与纤溶酶原激活物结合对血管生成抑制因子产生影响，并非血管紧张素转化酶抑制剂类药物共有的作用机制。但国外的其他研究显示，与应用血管紧张素Ⅱ受体阻滞剂的患者相比，应用血管紧张素转化酶抑制剂的患者罹患肺癌的风险增加14%。而且，应用时间越长，肺癌的发生风险越高，应用10年以上，肺癌的发生风险达到高峰，可达31%。

血管紧张素转化酶抑制剂类药物最常见的不良反应是咳嗽，临床医师常会给予用药患者排除肺癌的相关检查，故早期诊断肺癌的患者数量可能增多。研究者还需要进行长期随访和进一步的深入研究，以明确这类降压药物的长期安全性和未被发现的潜在风险。

（五）血管紧张素Ⅱ受体拮抗剂

血管紧张素Ⅱ与受体结合后会促进炎性反应和血管生成，可能与肿瘤风险相关。氯沙坦的非临床致癌性动物实验可见雌性大鼠胰腺腺泡腺癌的发生率轻微升高。

Sipahi等进行了一项临床荟萃分析，发现服用血管紧张素Ⅱ受体拮抗剂（包括氯沙坦、坎地沙坦、替米沙坦）的患者出现新生肿瘤的比例略高于对照组（P=0.016）；进一步分析发现，前列腺癌和乳腺癌的发病率差异无统计学意义，肺癌的发病率略高于对照组，肿瘤致死率的差异无统计学意义；缬沙坦和厄贝沙坦则未见肿瘤相关性。随后，美国食品药品监督管理局纳入了31项临床试验进行荟萃分析，但结果并没有发现血管紧张素Ⅱ受体拮抗剂对肿瘤发生或肿瘤致死率的影响。同时，Chang等分析了中国台湾患者使用血管紧张素Ⅱ受体拮抗剂的肿瘤发生情况，亦未发现血管紧张素Ⅱ受体拮抗剂的肿瘤风险。

正确使用血管紧张素Ⅱ受体拮抗剂，心血管系统的预期获益可能远超于其可能带来的肿瘤风险。

第16章
卧位高血压与直立性低血压的诊治决策

一、卧位高血压

卧位高血压的定义为仰卧位时收缩压≥150 mmHg或舒张压≥90 mmHg。相关指南建议对高血压进行干预，但患者在合并因自主神经衰竭导致的神经源性直立性低血压（neurogenic orthostatic hypotension，nOH）时，由于缺乏抵消高血压的正常血压缓冲机制，频发的直立性低血压（orthostatic hypotension，OH）可能会导致肾素-血管紧张素系统（RAS）慢性激活。卧位收缩压≥160 mmHg时，患者应注意监测血压，但不一定需要治疗。nOH患者卧位高血压的收缩压超过160～180 mmHg时需要干预。站立时血压下降幅度较大的患者（下降>80 mmHg）需要更高的仰卧位血压才能保持站立，故可能需要耐受允许的卧位高血压。

nOH相关卧位高血压的治疗建议见表16-1。

表16-1　nOH相关卧位高血压的治疗建议

治疗方案	作用机制	常用剂量
卡托普利	血管紧张素转化酶抑制剂	25 mg/h
可乐定	中枢α_2受体激动剂	0.2 mg，与晚餐同服
肼屈嗪	外周平滑肌松弛剂	每晚临睡前10～25 mg
氯沙坦	血管紧张素Ⅱ受体拮抗剂	每晚临睡前50 mg
硝酸甘油贴剂	血管扩张剂	每晚临睡前贴（清晨移除）

注：nOH.神经源性直立性低血压

二、直立性低血压和神经源性直立性低血压

（一）定义

1.直立性低血压　在倾斜台上直立或头高位倾斜至少60°时，3分钟内收缩压持续下降至少20 mmHg，或舒张压持续下降至少10 mmHg，或两者兼有。

2.神经源性直立性低血压　nOH是OH的亚型，除符合OH的定义外，nOH患者还存在自主神经系统损害，特点为无法提供足够的自主体位反应，而自主神经最显著的作用是通过系统性血管收缩和代偿性心率加快维持正常血压，这种缺失在很大程度上由交感神经释放去甲肾上腺素不足所致。许多nOH患者同时患有卧位高血压，而治疗OH的药物可能会加重卧位高血压，使治疗更加棘手。

（二）直立性低血压的症状和体征

OH的常见症状为直立性头晕目眩、黑矇，以及伴或不伴晕厥的跌倒。较少见的症状包括直立性认知功能障碍（自主神经功能障碍患者在直立位时可能因一过性额叶低灌注而导致执行功能显著障碍）、精神迟钝、浑身无力、颈痛或枕骨下和颈旁不适（呈“衣架”式分布，即低血压诱发颈部带状肌缺血）或斜卧呼吸（OH引起通气时肺尖灌注不足或肺通气/血流灌注失调，导致直立位呼吸困难）。

（三）筛查

nOH的筛查应从确定OH的症状开始，见表16-2至表16-4及图16-1。

表 16-2　疑似 OH/nOH 的筛查问题

序号	筛查问题
1	你最近晕倒 / 黑矇过吗?
2	你站立时感到头晕目眩吗?
3	你站立时有视力障碍吗?
4	你站立时有呼吸困难吗?
5	你站立时有腿弯或腿软吗?
6	你站立时有过颈部疼痛吗?
7	你坐下或躺下时上述症状有改善或消失吗?
8	这些症状在早晨或饭后是否加重?
9	你最近跌倒过吗?
10	在起立或站立3～5分钟时，你一般会不会出现其他一些症状，而坐下或躺下时症状会改善?

注：任何肯定的回答均应进一步行直立位血压测量

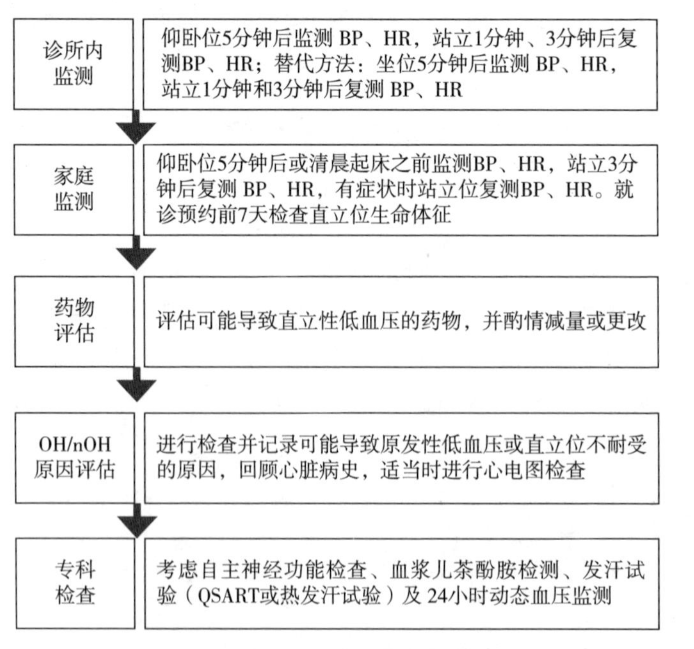

图 16-1　nOH的逐步诊断方案

注：BP. 血压；HR. 心率；QSART. 定量泌汗运动神经轴突反射试验

表16-3　可能导致OH或加重nOH症状的常见药物

药物类别	常见药物
多巴胺能药物	左旋多巴、多巴胺激动剂
抗抑郁药物（特别是三环类制剂）	阿米替林、去甲替林、丙米嗪、地昔帕明
抗胆碱能药物	阿托品、格隆溴铵、莨菪碱
抗高血压药物	
降低前负荷药物	-
利尿药	呋塞米、托拉塞米、乙酰唑胺、氢氯噻嗪、螺内酯
硝酸盐类	硝普钠、硝酸异山梨酯、硝酸甘油
磷酸二酯酶5抑制剂	西地那非、伐地那非、他达拉非
血管扩张剂	
α_1肾上腺素能拮抗剂	阿夫唑嗪、多沙唑嗪、哌唑嗪、特拉唑嗪、坦索罗辛（主要用于良性前列腺增生）
二氢吡啶类钙通道阻滞剂	氨氯地平、硝苯地平、尼卡地平
其他直接血管扩张剂	肼屈嗪、米诺地尔
负性肌力/变时性剂	
β-肾上腺素能阻滞剂	普萘洛尔、美托洛尔、阿替洛尔、比索洛尔、奈比洛尔（也是血管扩张剂）、卡维地洛（也是α_1受体阻滞剂）、拉贝洛尔（也是α_1受体阻滞剂）
非二氢吡啶类钙通道阻滞剂	维拉帕米、地尔硫䓬
中枢抗交感神经药	
中枢α_2受体激动剂	可乐定
假神经递质	α-甲基多巴
肾素-血管紧张素系统（RAS）拮抗剂	
血管紧张素转化酶抑制剂	卡托普利、依那普利、培哚普利
血管紧张素Ⅱ受体阻滞剂	氯沙坦、替米沙坦、坎地沙坦

注："-"表示本项无内容。OH.直立性低血压；nOH.神经源性直立性低血压

表 16-4　nOH 拟议分级表

级别	属　性
1 级	症状偶发/站立时间无限制和轻度OH（仰卧位检查时收缩压下降20～30 mmHg）
2 级	站立时间≥ 5分钟（但非无限制）和收缩压下降＞30 mmHg或中度影响日常活动
3 级	站立时间＜5 分钟和收缩压下降＞30 mmHg或严重影响日常活动
4 级	站立时间＜1分钟和收缩压下降＞30 mmHg或无行为能力

注：OH. 直立性低血压；nOH. 神经源性直立性低血压

（四）治疗

nOH的治疗步骤（图16-2）：①评估并调整目前用药；②采用非药物治疗措施；③实施单药治疗；④谨慎使用药物联合治疗。建议在每一个步骤都对患者进行2周的评估，以确定继续进行下一个步骤之前症状改善是否达到满意的程度。

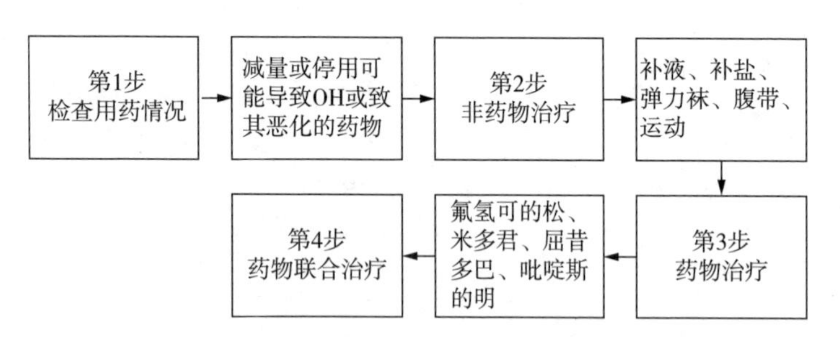

图 16-2　治疗nOH的4个步骤

注：OH. 直立性低血压；nOH. 神经源性直立性低血压

第17章

药物性高血压

临床常用的一些药物可能通过不同机制引起高血压患者血压波动、控制困难或无高血压的患者发生血压升高。因此，了解临床常用药物对血压的影响及其机制，对于其他系统疾病治疗药物的选择及血压升高的控制非常重要。

一、呼吸系统疾病治疗药物

呼吸系统疾病治疗药物对血压的影响见表17-1。

表17-1　呼吸系统疾病治疗药物对血压的影响

药物类型	常用药物	可能机制	处理
β_2肾上腺素受体激动剂	特布他林、沙丁胺醇、丙卡特罗、班布特罗、福莫特罗、沙美特罗等	与β_2受体结合，激活腺苷酸环化酶，使细胞内的环磷酸腺苷（cAMP）合成增加、水平升高，激活蛋白激酶A，引起支气管平滑肌松弛；同时可通过上述机制激活β_1受体，导致血压升高	选用β_2受体高选择性药物；慎用于合并嗜铬细胞瘤或甲状腺功能亢进症的患者；由于基础疾病存在，应避免使用β受体阻滞剂
茶碱类药物	氨茶碱、多索茶碱、二羟丙茶碱	①抑制磷酸二酯酶，升高平滑肌细胞内cAMP的水平；②促进内源性肾上腺素和去甲肾上腺素的释放	β受体阻滞剂和噻嗪类利尿药可能影响基础疾病的治疗，建议给予钙通道阻滞剂或RAS抑制剂

续表

药物类型	常用药物	可能机制	处理
甘草制剂	复方甘草片	①抑制11β-羟类固醇脱氢酶的活性，以及皮质醇介导的盐皮质类固醇产生过多；②阻止前列腺素E_2的合成；③抑制组胺的合成和释放；④抑制钙离子进入细胞	可选择利尿药、钙通道阻滞剂、RAS抑制剂

注：RAS.肾素－血管紧张素系统

二、抗菌药物

抗菌药物对血压的影响见表17-2。

表17-2　抗菌药物对血压的影响

常用药物	可能机制	处理
异烟肼、呋喃唑酮、酮康唑等单胺氧化酶抑制剂	单胺氧化酶抑制剂可降低去甲肾上腺素的灭活，拮抗可乐定、利血平等中枢交感神经抑制剂的降压作用	可选择α受体阻滞剂

三、肝胆疾病治疗药物

（一）保肝药物

如甘草酸二铵、甘草酸单铵等。

（二）机制和处理

见表17-1中的甘草制剂。

四、内分泌系统疾病治疗药物

内分泌系统疾病治疗药物对血压的影响见表17-3。

表17-3　内分泌系统疾病治疗药物对血压的影响

药物类型	常用药物	可能机制	处理
噻唑烷二酮类药物	罗格列酮、吡格列酮	有研究发现，该类药物可导致部分患者出现轻中度水钠潴留、体重增加。机制尚不清楚，可能与肾脏钠重吸收增加、尿钠排泄减少及RAS激活有关	可选择其他降糖药物；严重心力衰竭者慎用
肾上腺皮质激素	糖皮质激素包括氢化可的松、泼尼松、地塞米松；盐皮质激素包括醛固酮、去氧皮质酮	增加水钠的重吸收，导致水钠潴留	可应用利尿药、钙通道阻滞剂、RAS抑制剂
甲状腺激素	甲状腺素（优甲乐）	交感神经系统兴奋性增高	调整甲状腺素的用量，必要时使用β受体阻滞剂
垂体激素	升压素	①与V_1受体结合，收缩血管；②与V_2受体结合，促使肾脏对水的重吸收；③与V_3受体结合，诱导促肾上腺皮质激素的分泌	合并高血压时慎用，调整升压素用量减少对血压的影响

注：RAS.肾素-血管紧张素系统

五、肾内科常用药物

肾内科常用药物对血压的影响见表17-4。

表17-4 肾内科常用药物对血压的影响

常用药物	可能机制	处理
重组人促红细胞生成素	①血管收缩与细胞内的钙稳态及交感神经兴奋性增加；②刺激血管内皮细胞内皮素合成；③红细胞增多症等	首选钙通道阻滞剂或α受体阻滞剂，利尿药和血管紧张素转化酶抑制剂降压不敏感。高血压控制不良者禁用

六、化疗药物

化疗药物对血压的影响见表17-5。

表17-5 化疗药物对血压的影响

药物类型	常用药物	可能机制	处理
钙调神经磷酸酶抑制剂	环孢素、他克莫司	①交感神经系统激活；②降低肾小球滤过率，血容量扩张时利尿反应迟钝；③升高肾脏血管内皮素水平；④抑制前列腺素的合成和释放；⑤减少一氧化氮的生成，一氧化氮介导的血管舒张功能受损；⑥激活RAS；⑦钠潴留	多种降压药物联合使用；钙通道阻滞剂可能增加血环孢素的浓度
血管内皮生长因子抑制剂	曲妥珠单抗、西妥昔单抗、贝伐珠单抗、雷莫芦单抗、舒尼替尼、索拉非尼	①曲妥珠单抗、西妥昔单抗与正常细胞和肿瘤细胞的表皮生长因子受体（EGFR）结合，竞争性抑制EGFR和其他配体的结合、抑制细胞生长、减少血管内皮生长因子产生。贝伐珠单抗阻断血管内皮生长因子（VEGF）与内皮细胞表面受体的相互	高血压患者既往曾接受蒽环类药物、胸部放射治疗或有肺部疾病者应谨慎使用曲妥珠单抗和西妥昔单抗。应用贝伐珠单抗的患者约50%舒张压重度升高，在用药前12小时应调整降压药物的使用剂量。降压药物可

续表

药物类型	常用药物	可能机制	处理
		作用，导致VEGF介导的一氧化氮合成减少。②减少微循环的毛细血管数量。③升高内皮素1的水平，诱发血管收缩。④导致系统性血栓性微血管病和氧化应激反应	选择钙通道阻滞剂、RAS抑制剂及其他降压药物
有丝分裂抑制剂	长春新碱	①抑制有丝分裂介导的内皮细胞增生；②内皮细胞胱天蛋白酶介导的凋亡	—
抗代谢药物	吉西他滨	诱发血栓性微血管病	—
烷化剂	环磷酰胺、苯丁酸氮芥、白消安	①肾毒性、引起微量白蛋白尿；②损伤内皮功能	—
蛋白酶体抑制剂	卡非佐米	降低一氧化氮的水平，诱发血管收缩	—
蛋白激酶抑制剂	伊马替尼	长期应用可导致血压异常（高血压或低血压），1%～2%的患者用药后出现严重的水潴留	在伊马替尼应用的过程中如果患者出现严重的水潴留，应停药
重组人血管内皮抑素	—	可抑制血管内皮细胞增生	高龄患者和高血压患者在重组人血管内皮抑素的应用过程中可出现心电图异常、心律失常、血压波动，医师在用药过程中应注意监测，上述异常一般为一过性异常

续表

药物类型	常用药物	可能机制	处理
化疗辅助用药	托烷司琼	其是外周神经元和中枢神经系统5-HT受体高选择性拮抗剂，可阻断外周神经元突触前的5-HT受体，对传入迷走神经可能有直接作用	血压未控制的高血压患者用药后可出现血压进一步升高，在用药前应控制血压，多种药物均可应用

注："—"表示此项无内容；RAS.肾素-血管紧张素系统；5-HT.5-羟色胺

对于已服用降压药物的高血压患者，如果血压控制良好且依从性良好，可继续服用。如果患者用药后血压仍高于目标值，应联合应用另一种降压药物。高血压的出现不应妨碍化疗的开始，除非患者高血压风险过高。目前，尚无相关研究比较不同抗高血压药物治疗化疗所致高血压的疗效，故在缺乏证据的情况下，血管紧张素转化酶抑制剂、血管紧张素Ⅱ受体阻滞剂及二氢吡啶类钙通道阻滞剂都被认为是可行的一线治疗药物。若血压控制需要，利尿药和β受体阻滞剂也可选择，但建议慎用利尿药，其可能导致电解质紊乱，进而导致QT延长。另外，由于化疗药物通常会导致腹泻和潜在的脱水，利尿药的使用可能会使化疗药物所致的水和电解质失衡恶化。

七、神经精神疾病治疗药物

神经精神疾病治疗药物对血压的影响见表17-6。

表17-6　神经精神疾病治疗药物对血压的影响

药物类型	常用药物	可能机制	处理
抗帕金森综合征药物	左旋多巴	左旋多巴在周围循环脱羧，使血中多巴胺水平升高，刺激α、β肾上腺素受体，导致血压升高	可乐定、甲基多巴可抑制左旋多巴的作用；利血平可加重帕金森综合征的症状；胍乙啶可引起直立性低血压，上述降压药物不宜应用
三环类抗抑郁药物	丙米嗪、阿米替林、去甲米嗪、去甲替林、多塞平	抑制单胺氧化酶，升高去甲肾上腺素、多巴胺及5-羟色胺	可选用α受体阻滞剂

八、麻醉药物

麻醉药物对血压的影响见表17-7。

表17-7　麻醉药物对血压的影响

常用药物	可能机制	处理
氯胺酮	直接兴奋交感中枢	可用α受体阻滞剂、可乐定、地尔硫䓬
纳洛酮	阻断内啡肽兴奋、直接兴奋心肌、收缩血管	可用α受体阻滞剂、可乐定、地尔硫䓬
苯丙胺、可卡因	促使多巴胺和去甲肾上腺素从神经末梢释放并阻断其回收，使相应的突触部位含量增加和作用时间延长	选用α受体阻滞剂、维拉帕米等

九、耳鼻喉科常用药物

耳鼻喉科常用药物对血压的影响见表17-8。

表17-8 耳鼻喉科常用药物对血压的影响

常用药物	可能机制	处理
麻黄碱滴鼻剂	①激动α、β_2肾上腺素受体；②促进去甲肾上腺素神经递质的释放；③中枢兴奋作用	α、β受体阻滞剂

十、非甾体抗炎药

非甾体抗炎药对血压的影响见表17-9。

表17-9 非甾体抗炎药对血压的影响

常用药物	可能机制	处理
吲哚美辛、布洛芬、保泰松、西乐葆、奥斯克、英太青	水钠潴留、降低前列腺素水平、肾脏损伤	选用钙通道阻滞剂、RAS抑制剂

注：RAS.肾素-血管紧张素系统

十一、生殖相关药物

生殖相关药物对血压的影响见表17-10。

表17-10 生殖相关药物对血压的影响

药物类型	常用药物	可能机制	处理
雌激素	雌二醇、尼尔雌醇、倍美力、孕三烯酮、去氧孕烯-炔雌醇	水钠潴留、RAS激活、胰岛素抵抗	利尿药、RAS抑制剂、β受体阻滞剂

续表

药物类型	常用药物	可能机制	处理
孕激素	炔诺酮、醋酸甲羟孕酮	大剂量用药会产生肾上腺皮质激素反应	β受体阻滞剂
催产素	催产素	大剂量使用可出现抗利尿作用，应注意用药剂量	利尿药
雄激素	甲睾酮、苯丙酸诺龙、司坦唑醇	水钠潴留、刺激红细胞生成	利尿药

注：RAS.肾素-血管紧张素系统

十二、减肥药

减肥药对血压的影响见表17-11。

表17-11　减肥药对血压的影响

常用药物	可能机制	处理
西布曲明	抑制脑内5-羟色胺及去甲肾上腺素的再摄取，兴奋交感神经	RAS抑制剂、β受体阻滞剂

注：RAS.肾素-血管紧张素系统

第18章
无创中心动脉压及左、右心功能测定在高血压精准治疗中的地位

一、无创中心动脉压测定

中心动脉压（central arterial pressure，CAP）是主动脉根部血管壁承受血液的侧压力，反映左心室射血的压力负荷。CAP分为中心动脉收缩压、中心动脉舒张压及中心动脉脉压。一般CAP指中心动脉收缩压，以左心室射血及中心动脉脉搏波为基础，由血管充盈和外周阻力共同形成。中心动脉压的测定方法主要有有创和无创2种，有创导管法采用左心导管直接测量升主动脉根部压力，是CAP测量最准确的方法，但属于有创检查，成本高、操作难度高，临床广泛开展有一定的局限性，故目前临床上广泛应用无创方法测定中心动脉压。

（一）无创中心动脉压测定的原理

无创中心动脉压测定主要通过动脉脉搏波分析仪检测颈动脉或桡动脉的压力波形，将周围动脉压力波形通过公式转换，即可获得CAP波形。动脉压力波形的转换主要基于波反射的基础。假设动脉血压波形是一个复合的正向波，由左心室射血产生，外周细小动脉阻力高，大部分血液被重新反射回升主动脉，故动脉树任意位点记录到的压力波形都是由前向波与返回波共同形成的复合体。多个反射的“小波”叠加在一起形成一个单一“有效”的反射波，从而使中心动脉的收缩压力增加。反射波增压指数（augumentation index，AI）用于量化波反射，是指周围血管

压力波反射叠加引起收缩压升高的值与脉压的比值。随着压力和增压指数的增加，主动脉绝对收缩压升高且放大，肱动脉和主动脉脉压的比率随之减小。动脉脉搏波分析仪通过采集桡动脉、颈动脉或肱动脉的压力波形计算出AI，再使用全身传递函数合成主动脉压力波形，从而计算出中心动脉收缩压、中心动脉舒张压。

目前，临床记录动脉脉搏波形的方法主要有2种：一种是应用高品质压力传感器的笔形探头，在很小的压力敏感区域范围内，从体表动脉（如桡动脉）处获得连续的动脉压力波形；另一种是以袖带为基础，通过袖带给手臂肱动脉施加≥舒张压的压力负荷后，再通过示波器传感器获取10秒内连续的肱动脉脉搏波。脉搏波的采集点直接与臂部血压的测量相连接。使用生物数学算法（广义传递函数），根据得到的上臂肱动脉脉搏波数据计算主动脉脉搏波速度，即主动脉脉搏波（aPWV），再应用专用算法（ARCSolver算法）根据外周血压测量值计算得出主动脉血压（中心动脉压）。多项研究证实，该仪器与有创导管法测得的中心动脉压数据之间具有良好的一致性。

应用动脉脉搏波分析仪或根据以袖带为基础记录的前臂示波轨迹，可算出全天多个时间点的中心动脉压，以得到24小时中心动脉压的记录。

（二）中心动脉压与血压的相关性

2003年，欧洲高血压学会（ESH）/欧洲心脏病学会（ESC）发布的相关指南指出，中心动脉压与肱动脉压存在差异。2008年，ACCT Ⅱ研究对10 613例纳入对象进行观察，发现70%以上经测量肱动脉血压标定为临界高血压的患者的CAP数值和高血压1级患者相似。这表明外周动脉压正常的患者，其CAP却不一定正常。ACCT Ⅱ研究同时发现，肱动脉收缩压相同的患者，其中心动脉收缩压却不一定一致。王新宴等的研究对中国30个省（自治区、直辖市）的80 129例青年男性的血压数据进行分析，结果发现，肱动脉血压与CAP之间存在1～55 mmHg的差值。其中，肱动脉收缩压均显示为140 mmHg的1141例受试者的CAP范围为96～136 mmHg。由此可以看出，按照外周血压的标准，临床医师可能给予一些CAP相对较低的受试者降压治疗，而对于那些CAP升高的患者，其肱动脉血压可能低于当前治疗标准的阈值，没能获得及时治疗。一些小规模研究也得出了类似的结论。因此，2013年ESH/ESC发布的相关指南已提出CAP对于鉴别年轻人的真假高血压存在应用价值。

（三）中心动脉压测定在高血压精准治疗中的地位

1.反映靶器官损害和预测心血管事件 理论上，中心动脉压与靶器官损害和心血管疾病关系更为密切，且其对心血管事件的预测价值优于外周肱动脉压。近年来，一些前瞻性临床随访研究证实，中心动脉压升高与心、脑、肾等器官损害及其并发症的发生有非常密切的关系。STRONG心脏研究发现，中心动脉压预测心血管事件的能力优于外周动脉（肱动脉）压；进一步校正颈动脉粥样硬化病变，发现中心动脉压与心血管事件仍显著独立相关。ASCOT-CAFE研究对中心动脉压参数与复合终点事件（所有心血管事件、介入治疗及发生的肾损害）的关系进行多因素分析，发现经基线资料校正后，只有中心动脉压与复合终点事件有显著性关联（$P < 0.05$），表明中心动脉压（主动脉压）比外周动脉压（肱动脉压）具有更好的临床预测价值。因此，在降压治疗的过程中，医师应更关注中心动脉压。2018年，ESH/ESC发布的相关指南提出，在高血压患者中，中心动脉压可以预测心血管事件，且与肱动脉压相比，中心动脉压具有更好的临床预测价值。

2.指导降压药物的应用 上文已提到，用肱动脉压来指导降压治疗可能会造成一些患者治疗不足（以肱动脉压为临界指标，CAP却与高血压1级患者相似）或造成过度治疗（如肱动脉压升高，CAP却还在正常范围内的患者）。因此，用中心动脉压来评估患者左心室后负荷承受的真实压力、判断是否启动降压治疗是有一定价值的。

另外，由于中心动脉压可反映靶器官的损害程度，故选择降压药物时也应考虑药物对中心动脉压的影响，以减少其对靶器官的损害。虽然在多数情况下中心动脉压与肱动脉压是平行的、相关的，但该前提并非在任何情况下都成立，尤其对于老年人或采用不同类型降压药物进行治疗时（表18-1）。一项随机交叉比较噻嗪类利尿药、β受体阻滞剂、二氢吡啶类钙通道阻滞剂及血管紧张素转化酶抑制剂对肱动脉压和中心动脉收缩压影响的研究发现，噻嗪类利尿药和二氢吡啶类钙通道阻滞剂降低肱动脉压和中心动脉收缩压的幅度相同；β受体阻滞剂降低中心动脉收缩压的幅度小于肱动脉压；血管紧张素转化酶抑制剂降低中心动脉收缩压的幅度大于肱动脉压。ASCOT-CAFE研究比较了阿替洛尔和氨氯地平对肱动脉压和中心动脉压的影响，发现阿替洛尔组与氨氯地平组对肱动脉收缩压和脉压影响的差异很小，但对中心动脉收缩压和脉压影响的差异较大；阿替洛尔组降低中心动脉收缩压与脉压的幅度小于氨氯地平组。因此，仅凭治疗后肱动脉收缩压的下降幅度，有可能过高或过低估计了具有重要意义的中心动脉压的下降程度；医师可根据患者的中心动脉压水平精准选择合适的降压药物。

表18-1　不同降压药物对中心动脉收缩压的影响

降压药物的种类	中心动脉收缩压
血管紧张素转化酶抑制剂	↓
血管紧张素Ⅱ受体阻滞剂	↓/-
β受体阻滞剂	↑↑
钙通道阻滞剂	↓/-
利尿药	-

注：↓表示下降；↑表示上升；-表示不变

二、无创左、右心功能测定

（一）无创左、右心功能测定的原理

左、右心功能同步测定技术是基于脉图理论，通过桡动脉、颈静脉监测的技术，结合心电图、心音图以得出比较全面的评估心功能的量化指标。该系统基于生物学血管系统的弹性管膜理论，从桡动脉和颈静脉采集动脉波及静脉波，根据脉搏图像分析理论及技术，采用时域分析方法，对患者的血流动力学参数用计算机进行准确分析，得出各项心血管功能变化的临床判断指标。即应用心电图、心音图、动脉传感器及静脉传感器进行无创采样，可得出左心和右心功能的时相、容量、阻抗及压力等50余项血流动力学参数，达到了同时多功能检测左、右心功能的目的。

（二）左、右心功能在高血压分型及精准治疗中的作用

1.早发现、早干预 该系统所测得的部分人群的平均动脉压、平均收缩压、平均舒张压超出正常范围时，用普通血压计测得的数据尚未达到临床高血压判定的标准，表明已存在高血压倾向，继而可能发展成高血压，这些患者可尽早进行危险因素干预，如改变不良的生活方式、改善饮食、加强运动等。

2.依据血流动力学表型指导治疗 医师可应用左、右心功能测定来评估心脏状况、血管状况、血流动力学指标，将高血压更加细化分为高动力型、高心排血量型、高阻抗型、高容量型及混合型，可据此选择不同作用机制的降压药物（表18-2）。例如，高动力型可选择β受体阻滞剂；高心排血量型可选择利尿药+β受体阻滞剂；高阻抗型可选择钙通道阻滞剂。一项研究对原发性高血压患者采用无创血流动力学指导的药物调整，调整前后该组患者的家庭收缩压从152.1 mmHg降到131.0 mmHg（降幅达21.1

mmHg），而常规的药物调整组患者调整前后的收缩压下降仅为10.2 mmHg，2组有显著差异。从研究数据来看，以血流动力学的表型来管理血压具有一定的精准性，有助于促进血压达标（不仅是数值达标，而是真正意义上的心脏、血管、靶器官的保护，延缓靶器官的损伤）。

表18-2　不同类型高血压的血流动力学特点和适用的降压药物

分型	高动力型	高阻抗型	高心排血量型	高容量型	混合型
特点	①心率增快↑；②心肌力能指标↑↑（JP、CWT、TPF、VP、PSM）	①血管阻抗指标（RTM、RS、CR）↑↑；②PDM显著升高↑	①LSI显著升高↑；②LCI↑↑；③PSM-/↑；④心肌力能可升高↑	容量参数指标（GCV、VDV）显著增高↑	以上2项或多项兼有
降压药物	β受体阻滞药	钙通道阻滞剂	利尿药	利尿药	首选联合用药

注："↑"表示上升；"-"表示不变。JP.左心室喷血压力；CWT.心脏总功率；TPF.心室总泵力；VP.左心室有效泵力；PSM.平均收缩压；RTM.总阻抗；RS.动脉特性阻抗；CR.左心室喷血阻抗；GCV.有效循环容量；VDV.舒张末期血容量；LSI.左心搏指数；LCI.左心排指数

参考文献

[1] Whelton PK, Carey RM, Aronow WS, et al. 2017 ACC/AHA/AAPA/ABC/ACPM/AGS/APhA/ASH/ASPC/NMA/PCNA guideline for the prevention, detection, evaluation, and management of high blood pressure in adults: a report of the American College of Cardiology/American Heart Association task force on clinical practice guidelines. Journal of the American College of Cardiology, 2018, 71(19): e127-e248.

[2] Williams B, Mancia G, Spiering W, et al. 2018 ESC/ESH guidelines for the management of arterial hypertension: the task force for the management of arterial hypertension of the European Society of Cardiology and the European Society of Hypertension. Journal of Hypertension, 2018, 36(10): 1953-2041.

[3]《中国高血压防治指南》修订委员会，高血压联盟（中国），中华医学会心血管病学分会，等．中国高血压防治指南（2018年修订版）．中国心血管杂志，2019，24（1）：24-56.

[4] 陈琦玲，李瑞杰．特殊类型高血压的诊断与治疗．北京：北京大学医学出版社，2017.

[5] 国家卫生计生委疾病预防控制局．中国居民营养与慢性病状况报告（2015）．北京：人民卫生出版社，2015.

[6] 中国老年学和老年医学学会心脑血管病专业委员会，中国医师协会心血管内科医师分会．老年高血压的诊断与治疗中国专家共识（2017版）．中华内科杂志，2017，56（11）：885-893.

[7] Unger T, Borghi C, Charchar F, et al. 2020 International Society of Hypertension global hypertension practice guidelines. Journal of Hypertension, 2020, 38(6): 982-1004.

[8] Iadecola C, Yaffe K, Biller J, et al. Impact of hypertension on cognitive function: a scientific statement from the American Heart Association. Hypertension, 2016, 68(6): e67-e94.

[9] Jordan J, Fanciulli A, Tank J, et al. Management of supine hypertension

in patients with neurogenic orthostatic hypotension: scientific statement of the American Autonomic Society, European Federation of Autonomic Societies, and the European Society of Hypertension. Journal of Hypertension, 2019, 37 (8): 1541-1546.

[10] Benetos A, Bulpitt CJ, Petrovic M, et al. An expert opinion from the European Society of Hypertension-European Union Geriatric Medicine Society Working Group on the management of hypertension in very old, frail subjects. Hypertension, 2016, 67 (5): 820-825.

[11] Kit BK, Kuklina E, Carroll MD, et al. Prevalence of and trends in dyslipidemia and blood pressure among US children and adolescents, 1999—2012. JAMA Pediatrics, 2015, 169 (3): 272-279.

[12] Dong B, Ma J, Wang HJ, et al. The association of overweight and obesity with blood pressure among Chinese children and adolescents. Biomedical and Environmental Sciences, 2013, 26 (6): 437-444.

[13]《中国高血压防治指南》修订委员会. 中国高血压防治指南2018年修订版. 心脑血管病防治, 2019, 19 (1): 1-44.

[14] 范晖, 闫银坤, 米杰. 中国3～17岁儿童性别、年龄别和身高别血压参照标准. 中华高血压杂志, 2017, 25 (5): 428-435.

[15] 张仪, 齐建光, 肖慧捷, 等. 275例住院儿童高血压的病因及临床分析. 中国医刊, 2014, 49 (12): 45-48.

[16] Kapur G, Ahmed M, Pan C, et al. Secondary hypertension in overweight and stage 1 hypertensive children: a Midwest Pediatric Nephrology Consortium report. Journal of Clinical Hypertension, 2010, 12 (1): 34-39.

[17] 胡文娟, 齐建光. 2017年美国儿科学会《儿童青少年高血压筛查和管理的临床实践指南》解读及对我国全科医师的指导建议. 中国全科医学, 2019, 22 (24): 2897-2906.

[18] Taylor SD, Bagozzi RP, Gaither CA. Gender differences in the self-regulation of hypertension. Journal of Behavioral Medicine, 2001, 24 (5): 469-487.

[19] Brown MA, Magee LA, Kenny LC, et al. Hypertensive disorders of pregnancy: isshp classification, diagnosis, and management recommendations for international practice. Hypertension, 2018, 72 (1): 24-43.

[20] 苟文丽. 妊娠期高血压疾病. 北京: 人民卫生出版社, 2004.

[21] Pechere-Bertschi A, Burnier M. Female sex hormones, salt, and blood pressure regulation. American Journal of Hypertension, 2004, 17 (10): 994-1001.

[22] 中华医学会妇产科学分会妊娠期高血压疾病学组. 妊娠期高血压疾病诊治指

南（2020）. 中华妇产科杂志，2020，55（4）：227-238.

[23] Wolfsthal SD. Is blood pressure control necessary before surgery? The Medical Clinics of North America，1993，77（2）：349-363.

[24] Goldman L，Caldera DL. Risks of general anesthesia and elective operation in the hypertensive patient. Anesthesiology，1979，50（4）：285-292.

[25] Gal TJ，Cooperman LH. Hypertension in the immediate postoperative period. British Journal of Anaesthesia，1975，47（1）：70-74.

[26] 中国心胸血管麻醉学会，北京高血压防治协会. 围术期高血压管理专家共识. 临床麻醉学杂志，2016，32（3）：295-297.

[27] Sellevold OF，Raeder J，Stenseth R. Undiagnosed phaeochromocytoma in the perioperative period. Case reports. Acta Anaesthesiologica Scandinavica，1985，29（5）：474-479.

[28] Hartle A，Mccormack T，Carlisle J，et al. The measurement of adult blood pressure and management of hypertension before elective surgery：joint guidelines from the Association of Anaesthetists of Great Britain and Ireland and the British Hypertension Society. Anaesthesia，2016，71（3）：326-337.

[29] Gill R，Goldstein S. Evaluation and management of perioperative hypertension. Treasure Island（FL）：StatPearls，2021.

[30] Kannel WB，Wolf PA，Benjamin EJ，et al. Prevalence，incidence，prognosis，and predisposing conditions for atrial fibrillation：population-based estimates. The American Journal of Cardiology，1998，82（8A）：2N-9N.

[31] Lip GY，Laroche C，Dan GA，et al. A prospective survey in European Society of Cardiology member countries of atrial fibrillation management：baseline results of EURObservational Research Programme Atrial Fibrillation（EORP-AF）Pilot General Registry. Europace，2014，16（3）：308-319.

[32] Chatterjee S，Bavishi C，Sardar P，et al. Meta-analysis of left ventricular hypertrophy and sustained arrhythmias. The American Journal of Cardiology，2014，114（7）：1049-1052.

[33] Lip GYH，Coca A，Kahan T，et al. Hypertension and cardiac arrhythmias：executive summary of a consensus document from the European Heart Rhythm Association（EHRA）and ESC council on hypertension，endorsed by the Heart Rhythm Society（HRS），Asia-Pacific Heart Rhythm Society（APHRS），and Sociedad Latinoamericana de Estimulacion Cardiacay Electrofisiologia（SOLEACE）. European Heart Journal Cardiovascular Pharmacotherapy，2017，3（4）：235-250.

[34] Healey JS，Connolly SJ，Gold MR，et al. Subclinical atrial fibrillation and the

risk of stroke. The New England Journal of Medicine, 2012, 366 (2): 120-129.

[35] James PA, Oparil S, Carter BL, et al. 2014 Evidence-based guideline for the management of high blood pressure in adults: report from the panel members appointed to the Eighth Joint National Committee (JNC 8). JAMA, 2014, 311 (5): 507-520.

[36] Mancia G, Fagard R, Narkiewicz K, et al. 2013 ESH/ESC guidelines for the management of arterial hypertension: the task force for the management of Arterial Hypertension of the European Society of Hypertension (ESH) and of the European Society of Cardiology (ESC). European Heart Journal, 2013, 34 (28): 2159-2219.

[37] January CT, Wann LS, Alpert JS, et al. 2014 AHA/ACC/HRS guideline for the management of patients with atrial fibrillation: a report of the American College of Cardiology/American Heart Association Task Force on practice guidelines and the Heart Rhythm Society. Circulation, 2014, 130 (23): e199-e267.

[38] 施仲伟. 中国高血压患者心率管理多学科专家共识(2021年版). 中国医学前沿杂志(电子版), 2021, 13 (4): 38-48.

[39] Rosendorff C, Lackland DT, Allison M, et al. Treatment of hypertension in patients with coronary artery disease: a scientific statement from the American Heart Association, American College of Cardiology, and American Society of Hypertension. Journal of the American College of Cardiology, 2015, 65 (18): 1998-2038.

[40] 高血压心率管理多学科共识组. 中国高血压患者心率管理多学科专家共识(2021年版). 中国全科医学, 2021, 24 (20): 2501-2507, 2519.

[41] 中华医学会心血管病学分会中国成人肥厚型心肌病诊断与治疗指南编写组, 中华心血管病杂志编辑委员会. 中国成人肥厚型心肌病诊断与治疗指南. 中华心血管病杂志, 2017, 45 (12): 1015-1032.

[42] 中国心血管健康与疾病报告编写组. 中国心血管健康与疾病报告2019概要. 中华老年病研究电子杂志, 2020, 7 (4): 4-15.

[43] 中国医疗保健国际交流促进会高血压分会, 中国医师协会心血管分会, 中国高血压联盟, 等. 沙库巴曲缬沙坦在高血压患者临床应用的中国专家建议. 中华高血压杂志, 2021, 29 (2): 108-114.

[44] 中国医师协会肾脏内科医师分会, 中国中西医结合学会肾脏疾病专业委员会. 中国肾性高血压管理指南2016(简版). 中华医学杂志, 2017, 97 (20): 1547-1555.

[45] Monhart V. KDIGO clinical practice guideline for the management of blood pressure in chronic kidney disease. Kidney Int Suppl，2012，2（5）：337-414.

[46] Cheung AK，Chang TI，Cushman WC，et al. Executive summary of the KDIGO 2021 Clinical Practice Guideline for the management of blood pressure in chronic kidney disease. Kidney International，2021，99（3）：559-569.

[47] 中国医疗保健国际交流促进会血管疾病高血压分会专家共识起草组. 肾动脉狭窄的诊断和处理中国专家共识. 中国循环杂志，2017，32（9）：835-844.

[48] 中华医学会内分泌学分会. 原发性醛固酮增多症诊断治疗的专家共识（2020版）. 中华内分泌代谢杂志，2020，36（9）：727-736.

[49] 中华医学会内分泌学分会. 嗜铬细胞瘤和副神经节瘤诊断治疗专家共识（2020版）. 中华内分泌代谢杂志，2020，36（9）：737-750.

[50] 中国垂体腺瘤协作组. 中国库欣病诊治专家共识（2015）. 中华医学杂志，2016，96（11）：835-839.

[51] Sarafidis PA，Persu A，Agarwal R，et al. Hypertension in dialysis patients：a consensus document by the European Renal and Cardiovascular Medicine（EURECA-m）Working Group of the European Renal Association - European Dialysis and Transplant Association（ERA-EDTA）and the Hypertension and the Kidney Working Group of the European Society of Hypertension（ESH）. Journal of Hypertension，2017，35（4）：657-676.

[52] Lee MS，Lee JS，Lee JY. Prevention of erythropoietin-associated hypertension . Hypertension，2007，50（2）：439-445.

[53] Nakhoul G，Simon JF. Anemia of chronic kidney disease：treat it，but not too aggressively. Cleveland Clinic Journal of Medicine，2016，83（8）：613-624.

[54] 中华医学会肾脏病学分会肾性贫血诊断和治疗共识专家组. 肾性贫血诊断与治疗中国专家共识（2018修订版）. 中华肾脏病杂志，2018，34（11）：860-866.

[55] 中华医学会神经病学分会，中华医学会神经病学分会脑血管病学组. 中国急性缺血性脑卒中诊治指南2014. 中华神经科杂志，2015，48（4）：246-257.

[56] 陈琦玲，刘晴. 以高血压首诊的颅内肿瘤一例. 中华心脏与心律电子杂志，2014，2（2）：61.

[57] Drager LF，Genta PR，Pedrosa RP，et al. Characteristics and predictors of obstructive sleep apnea in patients with systemic hypertension. The American Journal of Cardiology，2010，105（8）：1135-1139.

[58] Logan AG，Perlikowski SM，Mente A，et al. High prevalence of unrecognized sleep apnoea in drug-resistant hypertension. Journal of Hypertension，2001，

19（12）：2271-2277.
[59] Johnson DA，Thomas SJ，Abdalla M，et al. Association between sleep apnea and blood pressure control among blacks. Circulation，2019，139（10）：1275-1284.
[60] Chobanian AV，Bakris GL，Black HR，et al. The seventh report of the joint national committee on prevention，detection，evaluation，and treatment of high blood pressure：the JNC 7 report. JAMA，2003，289（19）：2560-2572.
[61] 杨晶晶，李南方. 阻塞性睡眠呼吸暂停综合征相关交感神经递质的研究进展. 临床和实验医学杂志，2010，9（8）：632-633.
[62] Li NF，Yao XG，Zhu J，et al. Higher levels of plasma TNF-alpha and neuropeptide Y in hypertensive patients with obstructive sleep apnea syndrome. Clinical and Experimental Hypertension，2010，32（1）：54-60.
[63] Nicholl DDM，Hanly PJ，Zalucky A A，et al. CPAP therapy delays cardiovagal reactivation and decreases arterial renin-angiotensin system activity in humans with obstructive sleep apnea. Journal of Clinical Sleep Medicine，2018，14（9）：1509-1920.
[64] 马庆春，孙宁玲，韩芳. “Z”综合征患者呼吸暂停程度与血压形态及胰岛素抵抗. 中华高血压杂志，2010，18（6）：580-584.
[65] Abud R，Salgueiro M，Drake L，et al. Efficacy of continuous positive airway pressure（CPAP）preventing type 2 diabetes mellitus in patients with obstructive sleep apnea hypopnea syndrome（OSAHS）and insulin resistance：a systematic review and meta-analysis. Sleep Medicine，2019，62：14-21.
[66] Martinez-Garcia MA，Capote F，Campos-Rodriguez F，et al. Effect of CPAP on blood pressure in patients with obstructive sleep apnea and resistant hypertension：the HIPARCO randomized clinical trial. JAMA，2013，310（22）：2407-2715.
[67] Kushida CA，Morgenthaler TI，Littner MR，et al. Practice parameters for the treatment of snoring and obstructive sleep apnea with oral appliances：an update for 2005. Sleep，2006，29（2）：240-243.
[68] Pimenta E，Stowasser M，Gordon RD，et al. Increased dietary sodium is related to severity of obstructive sleep apnea in patients with resistant hypertension and hyperaldosteronism. Chest，2013，143（4）：978-983.
[69] Gottlieb DJ，Punjabi NM. Diagnosis and management of obstructive sleep apnea：a review. JAMA，2020，323（14）：1389-1400.
[70] Parati G，Lombardi C，Hedner J，et al. Recommendations for the management of patients with obstructive sleep apnoea and hypertension. The European

Respiratory Journal，2013，41（3）：523-538.

[71] Haentjens P，Van Meerhaeghe A，Moscariello A，et al. The impact of continuous positive airway pressure on blood pressure in patients with obstructive sleep apnea syndrome：evidence from a meta-analysis of placebo-controlled randomized trials. Archives of Internal Medicine，2007，167（8）：757-764.

[72] 李莉，吴海英，刘力生. 睡眠呼吸暂停综合征与高血压治疗. 中华心血管病杂志，2004，32（30）：2.

[73] Gaines J，Vgontzas AN，Fernandez-Mendoza J，et al. Inflammation mediates the association between visceral adiposity and obstructive sleep apnea in adolescents. American Journal of Physiology Endocrinology and Metabolism，2016，311（5）：E851-E858.

[74] Yang L，Zhang H，Cai M，et al. Effect of spironolactone on patients with resistant hypertension and obstructive sleep apnea. Clinical and Experimental Hypertension，2016，38（5）：464-468.

[75] Krasinska B，Cofta S，Szczepaniak-Chichel L，et al. The effects of eplerenone on the circadian blood pressure pattern and left ventricular hypertrophy in patients with obstructive sleep apnea and resistant hypertension-A randomized，controlled trial. Journal of Clinical Medicine，2019，8（10）：1671.

[76] 吴宪明，孙跃民. 焦虑抑郁与高血压. 中华高血压杂志，2016，24（2）：188-192.

[77] 林曙光，谭宁. 重视心理健康与心血管疾病的关系. 中国循环杂志，2021，36（2）：105-108.

[78] 仲姝好，徐新娟. 浅谈M型高血压. 世界最新医学信息文摘，2020，20（6）：69-70，73.

[79] 中国康复医学会心血管病预防与康复专业委员会，中国老年学学会心血管病专业委员会，中华医学会心身医学分会. 在心血管科就诊患者心理处方中国专家共识（2020版）. 中华内科杂志，2020，59（10）：764-771.

[80] Kubzansky LD，Huffman JC，Boehm JK，et al. Positive psychological well-being and cardiovascular disease：JACC health promotion series. Journal of the American College of Cardiology，2018，72（12）：1382-1396.

[81] 丁荣晶. 2018 AHA冥想对心血管疾病治疗的专家共识解读. 中国循环杂志，2018，33（S2）：97-101.

[82] De Boer IH，Bangalore S，Benetos A，et al. Diabetes and hypertension：a position statement by the American Diabetes Association. Diabetes Care，2017，40（9）：1273-1284.

[83] 国家卫生计生委合理用药专家委员会，中国医师协会高血压专业委员会. 高血压合理用药指南（第2版）. 中国医学前沿杂志（电子版），2017，9（7）：28-126.

[84] Song J，Hu X，Riazi S，et al. Regulation of blood pressure，the epithelial sodium channel（ENaC），and other key renal sodium transporters by chronic insulin infusion in rats. American Journal of Physiology Renal Physiology，2006，290（5）：F1055-F1064.

[85] Cooper SA，Whaley-Connell A，Habibi J，et al. Renin-angiotensin-aldosterone system and oxidative stress in cardiovascular insulin resistance. American Journal of Physiology Heart and Circulatory Physiology，2007，293（4）：H2009-H2023.

[86] Fagot-Campagna A，Balkau B，Simon D，et al. Is insulin an independent risk factor for hypertension? The Paris prospective study. International Journal of Epidemiology，1997，26（3）：542-550.

[87] 李云，杨鹏，武英，等. 原发性高血压患者肾素-血管紧张素-醛固酮系统活性与空腹血糖水平的关系. 中国糖尿病杂志，2014，22（2）：135-137.

[88] Yildiz M，Esenboga K，Oktay AA. Hypertension and diabetes mellitus：highlights of a complex relationship. Current Opinion in Cardiology，2020，35（4）：397-404.

[89] Verma S. Potential mechanisms of sodium-glucose co-transporter 2 inhibitor-related cardiovascular benefits. The American Journal of Cardiology，2019，124（Suppl 1）：S36-S44.

[90] 叶达平，王力. 高血压住院患者病因及危险因素分析. 中西医结合心脑血管病杂志，2013，11（11）：1305-1306.

[91] Prisant LM，Gujral JS，Mulloy AL. Hyperthyroidism：a secondary cause of isolated systolic hypertension. Journal of Clinical Hypertension，2006，8（8）：596-599.

[92] Klein I，Danzi S. Thyroid disease and the heart. Circulation，2007，116（15）：1725-1735.

[93] Parker VJ，Gilor C，Chew DJ. Feline hyperparathyroidism：pathophysiology，diagnosis and treatment of primary and secondary disease. Journal of Feline Medicine and Surgery，2015，17（5）：427-439.

[94] 中华医学会骨质疏松和骨矿盐疾病分会，中华医学会内分泌分会代谢性骨病学组. 原发性甲状旁腺功能亢进症诊疗指南. 中华骨质疏松和骨矿盐疾病杂志，2014，7（3）：187-198.

[95] Graff-Baker AN, Bridges LT, Chen Q, et al. Parathyroidectomy for patients with primary hyperparathyroidism and associations with hypertension. JAMA Surgery, 2019, 155(1): 32-39.

[96] 罗飞宏. 先天性肾上腺皮质增生症诊断治疗进展. 中华实用儿科临床杂志, 2015, 30(8): 564-569.

[97] Hinz L, Pacaud D, Kline G. Congenital adrenal hyperplasia causing hypertension: an illustrative review. Journal of Human Hypertension, 2018, 32(2): 150-157.

[98] Howard DP, Banerjee A, Fairhead JF, et al. Population-based study of incidence and outcome of acute aortic dissection and premorbid risk factor control: 10-year results from the Oxford vascular study. Circulation, 2013, 127(20): 2031-2037.

[99] Olsson C, Thelin S, Stahle E, et al. Thoracic aortic aneurysm and dissection: increasing prevalence and improved outcomes reported in a nationwide population-based study of more than 14 000 cases from 1987 to 2002. Circulation, 2006, 114(24): 2611-2618.

[100] Baliyan V, Parakh A, Prabhakar AM, et al. Acute aortic syndromes and aortic emergencies. Cardiovascular Diagnosis and Therapy, 2018, 8(Suppl 1): S82-S96.

[101] Erbel R, Aboyans V, Boileau C, et al. 2014 ESC guidelines on the diagnosis and treatment of aortic diseases: document covering acute and chronic aortic diseases of the thoracic and abdominal aorta of the adult. The task force for the diagnosis and treatment of aortic diseases of the European Society of Cardiology (ESC). Eur Heart J, 2014, 35(41): 2873-2926.

[102] 王辰, 王建安. 内科学. 3版. 北京: 人民卫生出版社, 2015.

[103] Erbel R. Aortic diseases: modern diagnostic and therapeutic strategies. Herz, 2018, 43(3): 275-290.

[104] Hiratzka LF, Bakris GL, Beckman JA, et al. 2010 ACCF/AHA/AATS/ACR/ASA/SCA/SCAI/SIR/STS/SVM guidelines for the diagnosis and management of patients with thoracic aortic disease: a report of the American College of Cardiology Foundation/American Heart Association task force on practice guidelines, American Association for Thoracic Surgery, American College of Radiology, American Stroke Association, Society of Cardiovascular Anesthesiologists, Society for Cardiovascular Angiography and Interventions, Society of Interventional Radiology, Society of Thoracic Surgeons, and Society

for Vascular Medicine. J Am Coll Cardiol, 2010, 55 (14): e27-e129.

[105] Mokashi SA, Svensson LG. Guidelines for the management of thoracic aortic disease in 2017. Gen Thorac Cardiovasc Surg, 2019, 67 (1): 59-65.

[106] Lau C, Leonard JR, Iannacone E, et al. Surgery for acute presentation of thoracoabdominal aortic disease. Seminars in Thoracic and Cardiovascular Surgery, 2019, 31 (1): 11-16.

[107] Gaddum NR, Keehn L, Guilcher A, et al. Altered dependence of aortic pulse wave velocity on transmural pressure in hypertension revealing structural change in the aortic wall. Hypertension, 2015, 65 (2): 362-369.

[108] Whelton PK, Carey RM, Aronow WS, et al. 2017 ACC/AHA/AAPA/ABC/ACPM/AGS/APhA/ASH/ASPC/NMA/PCNA guideline for the prevention, detection, evaluation, and management of high blood pressure in adults: a report of the American College of Cardiology/American Heart Association task force on clinical practice guidelines. Hypertension, 2018, 71 (6): e13-e115.

[109] Delsart P, Ledieu GJ, Ramdane N, et al. Impact of the management of type b aortic dissection on the long-term blood pressure. Am J Cardiol, 2017, 120 (3): 484-488.

[110] Zhang L, Tian W, Feng R, et al. Prognostic impact of blood pressure variability on aortic dissection patients after endovascular therapy. Medicine (Baltimore), 2015, 94 (38): e1591.

[111] Kondo N, Tamura K, Hiraoka A, et al. Treatment outcomes for acute type A aortic dissection with patent false lumen in patients over the age of 80. Gen Thorac Cardiovasc Surg, 2019, 67 (9): 765-772.

[112] Thijssen CGE, Bons LR, Gokalp AL, et al. Exercise and sports participation in patients with thoracic aortic disease: a review. Expert Rev Cardiovasc Ther, 2019, 17 (4): 251-266.

[113] De Waard V. Marfan on the move. Journal of the American Heart Association, 2017, 6 (9): e007465

[114] Gibson C, Nielsen C, Alex R, et al. Mild aerobic exercise blocks elastin fiber fragmentation and aortic dilatation in a mouse model of Marfan syndrome associated aortic aneurysm. Journal of Applied Physiology, 2017, 123 (1): 147-160.

[115] Fowkes FG, Aboyans V, Fowkes FJ, et al. Peripheral artery disease: epidemiology and global perspectives. Nat Rev Cardiol, 2017, 14 (3): 156-170.

[116] Fowkes FGR, Rudan D, Rudan I, et al. Comparison of global estimates of prevalence and risk factors for peripheral artery disease in 2000 and 2010: a systematic review and analysis. The Lancet, 2013, 382 (9901): 1329-1340.

[117] Aboyans V, Ricco JB, Bartelink MEL, et al. 2017 ESC guidelines on the diagnosis and treatment of peripheral arterial diseases, in collaboration with the European Society for Vascular Surgery (ESVS): document covering atherosclerotic disease of extracranial carotid and vertebral, mesenteric, renal, upper and lower extremity arteriesEndorsed by: the European Stroke Organization (ESO) the task force for the diagnosis and treatment of peripheral arterial diseases of the European Society of Cardiology (ESC) and of the European Society for Vascular Surgery (ESVS). Eur Heart J, 2018, 39 (9): 763-816.

[118] Grondal N, Sogaard R, Lindholt JS. Baseline prevalence of abdominal aortic aneurysm, peripheral arterial disease and hypertension in men aged 65-74 years from a population screening study (VIVA trial). Br J Surg, 2015, 102 (8): 902-906.

[119] Gerhard-Herman MD, Gornik HL, Barrett C, et al. 2016 AHA/ACC guideline on the management of patients with lower extremity peripheral artery disease: a report of the American College of Cardiology/American Heart Association task force on clinical practice guidelines. Circulation, 2017, 135 (12): e726-e779.

[120] Peng M, Jiang XJ, Dong H, et al. Etiology of renal artery stenosis in 2047 patients: a single-center retrospective analysis during a 15-year period in China. Journal of Human Hypertension, 2015, 30: 124.

[121] Ross EJ, Linch DC. Cushing's syndrome--killing disease: discriminatory value of signs and symptoms aiding early diagnosis. Lancet, 1982, 2 (8299): 646-649.

[122] Savage O, Copeman WS, Copeman WS, et al. Pituitary and adrenal hormones in rheumatoid arthritis. Lancet, 1962, 1 (7223): 232-235.

[123] Treadwell BL, Sever ED, Savage O, et al. Side-effects of long-term treatment with corticosteroids and corticotrophinI. Lancet, 1964, 1 (7343): 1121-1123.

[124] Grossman A, Messerli FH, Grossman E. Drug induced hypertension--an unappreciated cause of secondary hypertension. Eur J Pharmacol, 2015, 763 (Pt A): 15-22.

[125] Han C, Robinson d W, Hackett MV, et al. Cardiovascular disease and risk

factors in patients with rheumatoid arthritis，psoriatic arthritis，and ankylosing spondylitis. The Journal of Rheumatology，2006，33（11）：2167-2172.

[126] Al-Herz A，Ensworth S，Shojania K，et al. Cardiovascular risk factor screening in systemic lupus erythematosus. The Journal of Rheumatology，2003，30（3）：493-496.

[127] Shanmugam VK，Steen VD. Renal manifestations in scleroderma：evidence for subclinical renal disease as a marker of vasculopathy. International Journal of Rheumatology，2010：538589.

[128] Jafri S，Ormiston ML. Immune regulation of systemic hypertension，pulmonary arterial hypertension，and preeclampsia：shared disease mechanisms and translational opportunities. American Journal of Physiology Regulatory，Integrative and Comparative Physiology，2017，313（6）：R693-R705.

[129] 中华医学会风湿病学分会. 大动脉炎诊断及治疗指南. 中华风湿病学杂志，2011，15（2）：119-120.

[130] Panoulas VF，Metsios GS，Pace AV，et al. Hypertension in rheumatoid arthritis. Rheumatology，2008，47（9）：1286-1298.

[131] Yeh ET，Bickford CL. Cardiovascular complications of cancer therapy：incidence，pathogenesis，diagnosis，and management. Journal of the American College of Cardiology，2009，53（24）：2231-2247.

[132] 谢良地，吴可贵，许能锋，等. 高血压病人发生肿瘤危险性的研究. 高血压杂志，1998，4：18-22.

[133] Stocks T，Van Hemelrijck M，Manjer J，et al. Blood pressure and risk of cancer incidence and mortality in the metabolic syndrome and cancer project. Hypertension，2012，59（4）：802-810.

[134] Sanfilippo KM，Mctigue K M，Fidler CJ，et al. Hypertension and obesity and the risk of kidney cancer in 2 large cohorts of US men and women. Hypertension，2014，63（5）：934-941.

[135] Souza VB，Silva EN，Ribeiro ML，et al. Hypertension in patients with cancer. Arquivos Brasileiros De Cardiologia，2015，104（3）：246-252.

[136] Lee L，Cheung WY，Atkinson E，et al. Impact of comorbidity on chemotherapy use and outcomes in solid tumors：a systematic review. Journal of Clinical Oncology，2011，29（1）：106-117.

[137] Curigliano G，Lenihan D，Fradley M，et al. Management of cardiac disease in cancer patients throughout oncological treatment：ESMO consensus recommendations. Annals of Oncology，2020，31（2）：171-190.

[138] 黄慧玲. 抗肿瘤治疗与高血压. 中国医刊，2019，54（8）：823-828.

[139] Hamnvik OP，Choueiri TK，Turchin A，et al. Clinical risk factors for the development of hypertension in patients treated with inhibitors of the VEGF signaling pathway. Cancer，2015，121（2）：311-319.

[140] Qi WX，Lin F，Sun YJ，et al. Incidence and risk of hypertension with pazopanib in patients with cancer：a meta-analysis. Cancer Chemotherapy and Pharmacology，2013，71（2）：431-439.

[141] Qi WX，He AN，Shen Z，et al. Incidence and risk of hypertension with a novel multi-targeted kinase inhibitor axitinib in cancer patients：a systematic review and meta-analysis. British Journal of Clinical Pharmacology，2013，76（3）：348-357.

[142] Economopoulou P，Kotsakis A，Kapiris I，et al. Cancer therapy and cardiovascular risk：focus on bevacizumab. Cancer Management and Research，2015，7（133）：43.

[143] Han B，Li K，Zhao Y，et al. Anlotinib as a third-line therapy in patients with refractory advanced non-small-cell lung cancer：a multicentre，randomised phase II trial（ALTER0302）. British Journal of Cancer，2018，118（5）：654-661.

[144] Suter TM，Ewer MS. Cancer drugs and the heart：importance and management. European Heart Journal，2013，34（15）：1102-1111.

[145] Friedman GD，Asgari MM，Warton EM，et al. Antihypertensive drugs and lip cancer in non-Hispanic whites. Archives of Internal Medicine，2012，172（16）：1246-1251.

[146] Kunisada M，Masaki T，Ono R，et al. Hydrochlorothiazide enhances UVA-induced DNA damage. Photochemistry and Photobiology，2013，89（3）：649-654.

[147] Faconti L，Ferro A，Webb AJ，et al. Hydrochlorothiazide and the risk of skin cancer. A scientific statement of the British and Irish Hypertension Society. Journal of Human Hypertension，2019，33（4）：257-258.

[148] Thaker PH，Han LY，Kamat AA，et al. Chronic stress promotes tumor growth and angiogenesis in a mouse model of ovarian carcinoma. Nature Medicine，2006，12（8）：939-944.

[149] Melhem-Bertrandt A，Chavez-Macgregor M，Lei X，et al. Beta-blocker use is associated with improved relapse-free survival in patients with triple-negative breast cancer. Journal of Clinical Oncology，2011，29（19）：2645-2652.

[150] Wang T，Li Y，Lu HL，et al. Beta-adrenergic receptors：new target in breast

cancer. Asian Pacific Journal of Cancer Prevention, 2015, 16 (18): 8031-8039.

[151] Rotshild V, Azoulay L, Zarifeh M, et al. The risk for lung cancer incidence with calcium channel blockers: a systematic review and meta-analysis of observational studies. Drug Safety, 2018, 41 (6): 555-564.

[152] Li CI, Daling JR, Tang MT, et al. Use of antihypertensive medications and breast cancer risk among women aged 55 to 74 years. JAMA Internal Medicine, 2013, 173 (17): 1629-1637.

[153] Yasumatsu R, Nakashima T, Masuda M, et al. Effects of the angiotensin-I converting enzyme inhibitor perindopril on tumor growth and angiogenesis in head and neck squamous cell carcinoma cells. Journal of Cancer Research and Clinical Oncology, 2004, 130 (10): 567-573.

[154] Lever AF, Hole DJ, Gillis CR, et al. Do inhibitors of angiotensin-I-converting enzyme protect against risk of cancer? Lancet, 1998, 352 (9123): 179-184.

[155] Prontera C, Mariani B, Rossi C, et al. Inhibition of gelatinase A (MMP-2) by batimastat and captopril reduces tumor growth and lung metastases in mice bearing Lewis lung carcinoma. International Journal of Cancer, 1999, 81 (5): 761-766.

[156] Hicks BM, Filion KB, Yin H, et al. Angiotensin converting enzyme inhibitors and risk of lung cancer: population based cohort study. BMJ, 2018, 363: 4209.

[157] Sipahi I, Debanne SM, Rowland DY, et al. Angiotensin-receptor blockade and risk of cancer: meta-analysis of randomised controlled trials. The Lancet Oncology, 2010, 11 (7): 627-636.

[158] Link WT, De Felice A. An FDA overview of rodent carcinogenicity studies of angiotensin Ⅱ AT-1 receptor blockers: pulmonary adenomas and carcinomas. Regulatory Toxicology and Pharmacology, 2014, 70 (2): 555-563.

[159] Chang CH, Lin JW, Wu LC, et al. Angiotensin receptor blockade and risk of cancer in type 2 diabetes mellitus: a nationwide case-control study. Journal of Clinical Oncology, 2011, 29 (22): 3001-3007.

[160] Gibbons CH, Schmidt P, Biaggioni I, et al. The recommendations of a consensus panel for the screening, diagnosis, and treatment of neurogenic orthostatic hypotension and associated supine hypertension. Journal of Neurology, 2017, 264 (8): 1567-1582.

[161] Freeman R, Wieling W, Axelrod FB, et al. Consensus statement on the

definition of orthostatic hypotension, neurally mediated syncope and the postural tachycardia syndrome. Autonomic Neuroscience : Basic & Clinical, 2011, 161 (1-2): 46-48.

[162] Loavenbruck A, Sandroni P. Neurogenic orthostatic hypotension: roles of norepinephrine deficiency in its causes, its treatment, and future research directions. Current Medical Research and Opinion, 2015, 31 (11): 2095-2104.

[163] Goldstein DS, Pechnik S, Holmes C, et al. Association between supine hypertension and orthostatic hypotension in autonomic failure. Hypertension, 2003, 42 (2): 136-142.

[164] Bleasdale-Barr KM, Mathias CJ. Neck and other muscle pains in autonomic failure: their association with orthostatic hypotension. Journal of the Royal Society of Medicine, 1998, 91 (7): 355-359.

[165] Gibbons CH, Freeman R. Orthostatic dyspnea: a neglected symptom of orthostatic hypotension. Clinical Autonomic Research, 2005, 15 (1): 40-44.

[166] Robertson D, Kincaid DW, Haile V, et al. The head and neck discomfort of autonomic failure: an unrecognized aetiology of headache. Clinical Autonomic Research, 1994, 4 (3): 99-103.

[167] Guaraldi P, Poda R, Calandra-Buonaura G, et al. Cognitive function in peripheral autonomic disorders. PloS One, 2014, 9 (1): e85020.

[168] Centi J, Freeman R, Gibbons CH, et al. Effects of orthostatic hypotension on cognition in Parkinson disease. Neurology, 2017, 88 (1): 17-24.

[169] 李家泰. 临床药理学. 3版. 北京：人民卫生出版社，1991.

[170] Lassila M. Interaction of cyclosporine A and the renin-angiotensin system; new perspectives. Current Drug Metabolism, 2002, 3 (1): 61-71.

[171] Damiano S, Scanni R, Ciarcia R, et al. Regulation of sodium transporters in the kidney during cyclosporine treatment. Journal of Nephrology, 2010, 23 (Suppl 16): S191-S198.

[172] Robinson ES, Khankin EV, Karumanchi SA, et al. Hypertension induced by vascular endothelial growth factor signaling pathway inhibition: mechanisms and potential use as a biomarker. Seminars in Nephrology, 2010, 30 (6): 591-601.

[173] Soultati A, Mountzios G, Avgerinou C, et al. Endothelial vascular toxicity from chemotherapeutic agents: preclinical evidence and clinical implications. Cancer Treatment Reviews, 2012, 38 (5): 473-483.

[174] Izzedine H，Isnard-Bagnis C，Launay-Vacher V，et al. Gemcitabine-induced thrombotic microangiopathy：a systematic review. Nephrology，Dialysis，Transplantation，2006，21（11）：3038-3045.

[175] Essa H，Dobson R，Wright D，et al. Hypertension management in cardio-oncology. Journal of Human Hypertension，2020，34（10）：673-681.

[176] Wassertheurer S，Kropf J，Weber T，et al. A new oscillometric method for pulse wave analysis：comparison with a common tonometric method. Journal of Human Hypertension，2010，24（8）：498-504.

[177] Pucci G，Battista F，Crocetti A，et al. How to measure 24-hour central blood pressure and its potential clinical implications. High Blood Pressure & Cardiovascular Prevention，2017，24（2）：141-148.

[178] Agabiti-Rosei E，Mancia G，O' rourke MF，et al. Central blood pressure measurements and antihypertensive therapy：a consensus document. Hypertension，2007，50（1）：154-160.

[179] 王新宴，田利源. 高血压的过度诊疗. 世界复合医学，2016，2（1）：73-76.

[180] 王新宴，张海涛，陈雪涛，等. 中心动脉压无创与有创检测结果的比较. 中国临床保健杂志，2020，23（6）：774-776.

[181] 卢毅，迟琛，周益武，等. 中心动脉压与外周动脉血压的相关性及一致性研究. 中国循证心血管医学杂志，2019，11（12）：1441-1445.

[182] Roman MJ，Devereux RB，Kizer JR，et al. Central pressure more strongly relates to vascular disease and outcome than does brachial pressure：the strong heart study. Hypertension，2007，50（1）：197-203.

[183] Williams B，Lacy PS，Thom SM，et al. Differential impact of blood pressure-lowering drugs on central aortic pressure and clinical outcomes：principal results of the Conduit Artery Function Evaluation（CAFE）study. Circulation，2006，113（9）：1213-1225.

[184] 胡大一. β肾上腺素能受体阻滞剂的规范使用. 北京：人民卫生出版社，2009.

[185] 孙宁玲，赵连友. 高血压进展2015. 北京：中华医学电子音像出版社，2015.

[186] 赵连友，孙宁玲，孙英贤，等. α/β受体阻滞剂在高血压治疗中应用的中国专家共识. 中华高血压杂志，2016，24(6): 521-526.

学习培训及学分申请办法

一、《国家级继续医学教育项目教材》经原卫生部（现为国家卫生健康委员会）科教司、全国继续医学教育委员会批准，由全国继续医学教育委员会、中华医学会联合主办，中华医学电子音像出版社编辑出版，面向全国医学领域不同学科、不同专业的临床医生，专门用于继续医学教育培训。

二、学员学习教材后，在规定时间（自出版日期起1年）内可向本教材编委会申请继续医学教育E类学分证书，具体办法如下：

方法一：PC激活

1. 访问“中华医学教育在线”网站cmeonline.cma-cmc.com.cn，注册、登录。

2. 点击首页右侧“图书答题”按钮，或个人中心“线下图书”按钮。

3. 刮开本书封底防伪标涂层，输入序号激活图书。

4. 在个人中心“我的课程”栏目下，找到本书，按步骤进行考核，成绩必须合格才能申请证书。

5. 在“我的课程”-“已经完成”，或“申请证书”栏目下，申请证书。

方法二：手机激活

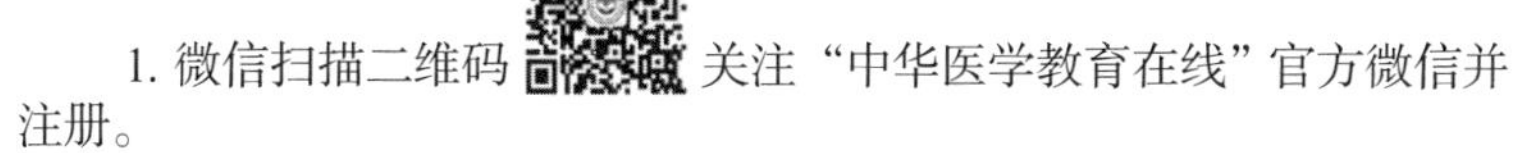

1. 微信扫描二维码 关注“中华医学教育在线”官方微信并注册。

2. 点开个人中心“图书激活”，刮开本书封底防伪标涂层，输入序号激活图书。

3. 在个人中心“我的课程”栏目下，找到本书，按步骤进行考核，成绩必须合格才能申请证书。

4. 登录P C 端网站，在“我的课程”-“已经完成”，或“申请证书”栏目下，申请证书。

三、证书查询

在PC端首页右上方帮助中心“查询证书”中输入姓名和课程名称进行查询。

《国家级继续医学教育项目教材》编委会